Jetzt esse ich nur noch Pflanzen!

Für meine Eltern.
Ohne Eure Unterstützung
wäre das Experiment nicht gelungen.

ANDREAS MÜTSCH

Jetzt esse ich nur noch Pflanzen!

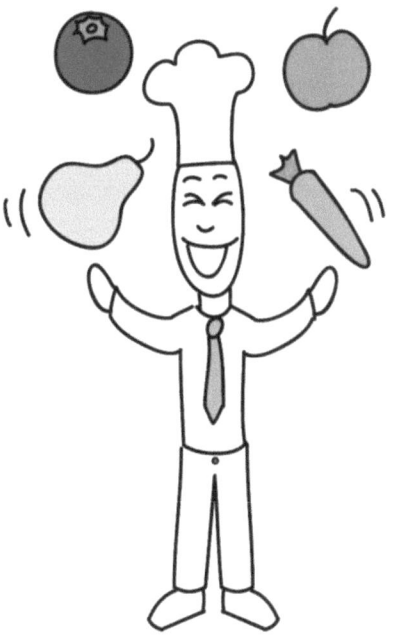

Tagebuch meines Vegan-Experiments

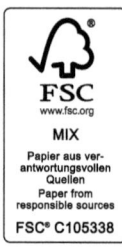

*Bibliografische Information
der Deutschen Nationalbibliothek:
Die Deutsche Nationalbibliothek verzeichnet diese
Publikation in der Deutschen Nationalbibliografie;
detaillierte bibliografische Daten sind im Internet
über http://dnb.dnb.de abrufbar.*

© 2015 Andreas Mütsch

*Umschlag- und Schmucktitelbild
Quelle: omarket / Piqza.de*

*Herstellung und Verlag:
BoD – Books on Demand, Norderstedt*

ISBN 978-3-7386-4518-7

Inhaltsverzeichnis

Vorwort 7
Gedanken und Vorbereitungen..................................9
Tag 1: Es geht los 14
Tag 2: Vegan in Beruf und Alltag............................. 18
Tag 3: Die Macht der Sprache 21
Tag 4: Kurzer Durchhänger 24
Tag 5: Wieder auf dem Weg.................................... 26
Tag 6: Ein Montag *ohne* Kopfweh 28
Tag 7: Kollege knabbert Keks 32
Tag 8: Normalität... 35
Tag 9: Messbare Auswirkungen 37
Tag 10: Volles Programm 40
Tag 11: Hochs und Tiefs in der Küche 43
Tag 12: Kein Pudding zum Nachtisch 46
Tag 13: Noch mehr Positives................................... 48
Tag 14: Der verschwundene Fleck 51
Tag 15: Die acht Nahrungsgruppen 54
Tag 16: Halbzeit.. 57
Tag 17: Brot und Tofu... 59
Tag 18: Backwahn mit Auslauf................................ 61
Tag 19: Wieder auf Besuch 64
Tag 20: Ein veganer Schwabe 66

Tag 21: Voll auf Empfang 69
Tag 22: Blutdruck im Keller 72
Tag 23: Hochs und Tiefs 75
Tag 24: Belohnung am Abend 78
Tag 25: Das Wetter meint es gut 81
Tag 26: Süßkartoffel und Bratlinge 84
Tag 27: Kleiner Rückfall 87
Tag 28: Wieder mal Einkaufen 89
Tag 29: Alles normal 91
Tag 30: High and Low 93
Tag 31: Zielgerade 96
Ende – oder Anfang? 100
Zwei Wochen später: Ziel erreicht 103
Zwei Monate später: Wieder Student 107
Zwei Jahre später: Immer noch vegan 109
Statt eines Nachworts 112
Anhang 115
Die Rezepte zum Buch 117
Haferkekse 118
Veganer Hefezopf 120
Schnelles Wokgericht 122
Vegane Sauerbratensoße 124
Quellen und weiterführende Literatur 126
Wichtige Hinweise 127

Vorwort

Diese Sammlung von Tagebucheinträgen entstand im Mai 2013, als ich beschloss, einen Monat lang vegan zu leben.

Heute, mehr als zwei Jahre später, weiß ich, dass das genau die richtige Entscheidung war. Ich bin bei der veganen Ernährung geblieben und ich fühle mich sehr gut damit.

Hier nun ein Rückblick auf die ersten Tage, mit denen alles begann. Viel Spaß beim Lesen!

Stuttgart, im September 2015

Gedanken und Vorbereitungen

Jetzt sitze ich also hier am Vorabend des ersten Mai und überlege mir, was mich da ab morgen wohl erwartet: Den ersten Mai habe ich mir als Starttag gewählt, um einen Monat lang vegan zu leben.

Der Mai ist dieses Jahr deshalb so günstig, weil er diesmal vier Feiertage und zwei Brückentage enthält, so dass ich sechs Tage nicht zur Arbeit muss und zu Hause kochen kann.

Die letzten Tage waren ausgefüllt mit Vorbereitungen. Ich habe alle Supermärkte in der Nähe abgeklappert, um herauszufinden, wo die veganen Produkte stehen und was überhaupt anboten wird. Wo steht die Sojamilch? Wo gibt es Tofu? Ist die Hafermilch hier oder dort billiger und wer hat welches Nuss-Mus zu welchem Preis?

Dabei habe ich viel erfahren über Inhaltsstoffe der verschiedensten Produkte. Es ist unglaublich in wie vielen pflanzlichen Margarinen doch Joghurt, Milch- oder Molkepulver steckt.

Ich war in Biomärkten, um Seitan, Quinoa und Amaranth zu besorgen, habe vergeblich versucht Agar-Agar zu bekommen – *»Was ist denn das? So was haben wir nicht!«* – und habe beim Gemüsekauf wieder nur auf Preis, Herkunftsland und Verpackungsgröße und natürlich nicht auf Bioqualität geachtet.

Bei den Teigwaren dagegen muss man einfach nur im Regal eine Etage tiefer zugreifen. Dort liegen die Teigwaren ohne Ei und man hat dabei sogar Auswahl. Kartoffeln und Reis sind sowieso immer auf Vorrat im Haus.

Im Flur stehen jetzt drei Einkaufskörbe mit veganer Grundausstattung, und der Kühlschrank ist mit Gemüse und Milchalternativen vollgestopft.

Warum habe ich überhaupt vor, dieses Experiment zu wagen? Kann man überhaupt ›wagen‹ sagen? Schließlich gibt es doch in den Biomärkten ganze Regale voll veganer Lebensmittel und jede Menge Leute, die schon jahrelang einen veganen Lebensstil pflegen.

Angefangen hat alles damit, dass in Dianas Yogablog im Internet [2], den ich ab und zu lese, die Top-Fünf der veganen Kochbücher vorgestellt wurden. Eines davon habe ich ein paar Tage später auf der Stuttgarter Frühlingsmesse gesehen, wo auf der Yoga-Expo überall der Hauch alternativer und gesunder Lebensweise in der Luft lag.

Vegan – vereinfacht gesagt ›vegetarisch ohne Milch und Ei‹ oder ›ich esse nichts von Tieren‹ – begann, mich zu interessieren.

Jetzt sitze ich also hier, ausgerüstet mit drei veganen Kochbüchern und stapelweisen Ausdrucken aus dem Internet. Ich lese über veganen Ersatz von Eiern, Milch und Butter bis hin zum Tipp, beim Bäcker des Vertrauens nachzufragen, ob das Blech auch wirklich nicht mit Butter eingefettet wurde – ist das nicht etwas übertrieben?

Andererseits habe ich in den letzten Tagen unglaublich schreckliche Bilder und Videos aus Schlachthöfen gesehen, habe Berichte über die dortigen Zustände und Arbeitsweisen gehört und weiß jetzt, dass für ein Kilogramm Fleisch ganze achtzehn Kilogramm Getreide und über 15.000 Liter Wasser für Aufzucht und Verarbeitung benötigt werden. Hinzu kommt der Pferdefleischskandal der letzten Monate.

Irgendwann war dann der Punkt erreicht, wo ich mir dachte: ›Nein, dabei kannst Du nicht mehr mitmachen. Es kann doch nicht sein, dass auf dieser Erde Kinder verhungern, weil das Getreide aus ihrem Land in die reichen Länder verkauft wird, um dort Nutztiere zu mästen!‹

Wenn dann aber zwei Kinder überleben, weil ich Veganer bin, und beide Fleischesser werden, dann war doch alles vergebens und es ist sogar alles noch schlimmer, oder?

Wie auch immer. Einen Monat lang vegan zu leben werde ich hoffentlich überstehen. Vielleicht tut sich ja auf körperlicher und geistiger Ebene wirklich etwas in dieser Zeit – einen Versuch scheint es mir jedenfalls wert.

Und wie sagte doch heute ein Geschäftskollege so schön, übrigens der Einzige, der außer meiner Familie und ein paar engen Verwandten von meinem Vorhaben weiß: »*Du kannst ja jederzeit wieder aufhören.*«

Nun habe ich gerade mein letztes fleischhaltiges Essen beendet, eine Scheibe Putenfleischkäse mit Backofen-Pommes und Tomaten-Gurken-Salat. Wann werde ich wieder Fleisch essen? Nächste Woche, wenn ich – wie ich befürchte – das Ganze aus Frust abbreche? Im Juni, wenn das mir selbst auferlegte Pflichtprogramm von einem Monat Dauer absolviert ist? Nie mehr? Wer weiß ...

Nachher gibt es noch eine Tasse Kaffee mit der letzten Kuhmilch - was für ein Glück, dass Kaffee vegan ist! Der würde mir wirklich fehlen.

Morgen früh werde ich mich als Erstes wiegen und vermessen und dann alle nicht-veganen Lebensmittel in eine Kiste packen und was nicht haltbar ist entsorgen.

Was will ich mit dieser Aktion eigentlich erreichen? Na ja, der Bauchspeck sollte weg, meine alte Jeans sollte wieder passen, aber das ist sooo klischeehaft.

Was noch? Vielleicht wirkt sich die Ernährungsumstellung positiv auf meine Gesundheit aus. Der Blutdruck sollte runter, das Sodbrennen besser werden und vor allem das Montagskopfweh verschwinden. (Ein ganz seltsamer Effekt, den ich schon in der fünften Klasse beobachten konnte: Fast jeden Montag zwischen zehn und vierzehn Uhr bekomme ich Kopfschmerzen, die sich im Laufe des Nachmittags verschlimmern und meist erst gegen acht Uhr abends oder erst am nächsten Morgen wieder abklingen. Fallen sie einmal aus, so habe ich garantiert dienstags Kopfweh, außer ich hatte bereits am Sonntag.)

In erster Linie bin ich einfach neugierig, ob ich durchhalte und was passiert. Zählt das als Ziel? Ich glaube, ja. Aber damit es ein messbares Ziel gibt, lege ich nun also hochoffiziell fest: Ich will fünf Kilogramm abnehmen und mein Bauchumfang soll wieder zweistellig sein.

Tag 1: Es geht los

Gott sei Dank! Ich glaube, das Schlimmste für heute ist überstanden: die Vorher-Fotos. Beim Überspielen auf den PC stelle ich fest, dass irgendjemand in den letzten Jahren meinen Körper gegen ein als Mehlsack getarntes Weinfass ausgetauscht hat.

Ich beschließe, die Fotos im sicher verschlüsselten Bereich der Festplatte abzuspeichern – nur für alle Fälle.

Auch die weitere Datenaufnahme zeigt: zu schwer und zu dick. Immerhin, im letzten halben Jahr habe ich mein Gewicht von 96 Kilogramm gehalten und der Bauchumfang ist mit 103 Zentimetern etwas geringer als befürchtet, so dass mein Ziel nicht völlig unerreichbar scheint.

Die weiteren Daten sind gemischt: Der Blutdruck vor der Tabletteneinnahme ist mit 143/86 bei 53 Puls für mich akzeptabel, aber bei 187cm Körpergröße erreiche ich einen BMI von 27,5 – schlecht; und mein Körperfettanteil laut Waage ist mit 29,4 Prozent katastrophal.

Immerhin ist mein Blutzuckerwert im grünen Bereich. Es war wahrscheinlich doch die richtige Entscheidung, etwas in meinem Leben zu ändern.

Bis jetzt war es total einfach, vegan zu leben. Aber nun gibt es das erste Frühstück. Ich entscheide mich für ein Müsli aus Haferflocken, Maisflocken, Amaranth und Trockenfrüchten, dazu noch Sojamilch mit Schokogeschmack.

Ich bin schon gespannt, ob ich zu den Personen gehöre, die eine Sojaunverträglichkeit haben. Na ja, das wird man dann im Laufe des Tages sehen – oder hören – oder riechen – oder alles zusammen.

Zwei Tassen Kaffee gibt es weiterhin morgens, jetzt halt mit Sojamilch Natur statt Kuhmilch. Den Kaffee lasse ich mir nicht nehmen, zumal Kaffee meiner Meinung nach ein zu schlechtes Image hat. Ich muss nur in Zukunft darauf achten, fair produzierten Kaffee zu kaufen.

Die erste Tasse schmeckt ungewohnt, aber die zweite doch tatsächlich besser als mit Kuhmilch. Hoffnung keimt auf.

Dann ein Blick nach draußen: Mist, es regnet. Dabei wollte ich zum Nordic Walking. Aber ich habe doch irgendwo noch eine Regenjacke? Und dann ziehe ich einfach die alten Laufschuhe an – dürfen Veganer eigentlich Lederschuhe tragen?

Zunächst geht es jedoch ans Ausmisten. In die ›verbotene Kiste‹ kommen allerlei Kekse, Schokolade und auch das Russisch Brot, auf dessen Zutatenliste Milchpulver auftaucht. Zusammen mit den Vollei-Nudeln und dem Zwieback ist die Kiste schnell übervoll.

Übrig bleiben nur die Nudeln aus Hartweizengrieß und das Dosenbrot aus der eisernen Reserve.

Inzwischen regnet es auch nicht mehr, also auf zur Nordic Walking Runde. Schwer ausgerüstet mit Schrittzähler, GPS-Tracker und Höhenmesser geht es in den Wald.

Meine ursprünglich geplante Route kann ich nicht laufen, weil sich auf dem Weg sechs Hunde und ihre Besitzer in die Wolle kriegen - blöde Viecher! Aber die Ersatzrunde ist auch schön: Eine doppelte Schleife um den kleinen Wald und eine Extraschlaufe über den Jägerweg und schon sind 10.000 Schritte in neunzig Minuten bewältigt.

Zum Mittagessen will ich unbedingt mal Quinoa probieren. Da ich kein Rezept finde, das mir hundertprozentig zusagt, kombiniere ich einfach zwei Rezepte und es gibt gefüllte Paprika mit Quinoa. Eigentlich ganz lecker, der Geschmack erinnert mich ein bisschen an Vollkornreis. Ich vermisse nichts Tierisches auf meinem Teller.

Leider sind inzwischen auch die Kopfschmerzen da, die ich oft bekomme, wenn ich nach längerer Pause mal wieder laufe. Kaffee hilft meist, doch halt! Was gibt es zum Kaffee dazu? Kekse und Kuchen sind nicht verfügbar, da immer mit Milchbestandteilen. Es muss was Veganes zum Kaffee her.

Ich durchsuche meine Rezeptbücher und finde ein Rezept für veganen Hefezopf mit Hafermilch und ohne Ei. Den backe ich mir!

Das Rezept ist ganz einfach und der Hefezopf gelingt auch wunderbar. Er kühlt allerdings so langsam ab, dass ich für den Kaffee improvisieren muss. Ich toaste eine Scheibe Vollkornbrot und bestreiche sie mit einer der Zartbittercremeprobeportionen aus dem Bioladen. Kommt definitiv auch auf die Merkliste!

Nachdem die Wäsche versorgt und die Küche wieder vorzeigbar ist, esse ich noch zwei Tomaten, etwas Gurke und eine weitere – diesmal aber unbelegte – Scheibe vom selbst gebackenen Brot mit Sesam. Glücklicherweise besitze und benutze ich schon seit Jahren eine Brotbackmaschine, um mein Brot selbst zu backen.

Und dann muss natürlich der Hefezopf probiert werden. Eine Testscheibe zu einem Espresso und es geht mir wieder gut. Der Hefezopf schmeckt mir ausgezeichnet. Jetzt habe ich wenigstens etwas zum Schlemmen für die Arbeit morgen.

Das war also der erste Tag. Hurra, ein Dreißigstel meines Experiments habe ich geschafft. Wenn ich mir jetzt noch das Zählen der Tage abgewöhnen kann, wird's richtig gut.

Tag 2: Vegan in Beruf und Alltag

Heute ist also der erste vegane Arbeitstag. Viel wird sich tagsüber nicht ändern. Ich schmiere mir zwei Erdnussmusbrote, dazu eins mit veganer Zartbittercreme und packe zwei Äpfel und Müsli ein. Statt Joghurt gibt es dann heute zum Testen Reismilch.

Beim Frühstück stelle ich fest, dass Reismilch für den Kaffee nicht ideal ist. Sie färbt kaum und lässt den Kaffee nur wässriger wirken. Schmecken tut's trotzdem.

Der ganze Vormittag verläuft ohne besondere Vorkommnisse und das mittägliche Müsli schmeckt mit der Reismilch gut.

Nachmittags fällt mir auf, dass ich keinen Hunger habe, obwohl ich früher spätestens ab zwei Uhr immer auf der Suche nach etwas Essbarem war. Und obwohl ich schon weniger Brot mitgenommen habe, bleibt bis abends sogar eine Scheibe übrig.

Wahrscheinlich ist mir der Report über Kuhmilch, das Casein und das Krebswachstum aus Campbells ›China Study‹ [1] auf den Magen geschlagen, oder der Stinkkäsegeruch aus dem Nachbarzimmer. Schön, dass mein Magen nicht wie sonst rebelliert.

Zu Trinken gibt es Tee. Das heißt, ich übergieße mein Teesieb, in dem sich ein Kügelchen Grüntee befindet, mit dem mitgebrachten heißen Wasser.

Abends machen sich dann die ersten Nachteile eines veganen Lebensstils bemerkbar: Ein Einkauf dauert jetzt mindestens dreimal so lange wie früher. Jede Verpackung will genau studiert sein, bevor das Produkt dann im Einkaufskorb oder leider häufig auch wieder im Regal landet.

Am besten nimmt man zum Einkaufen auch Lupe und Taschenlampe mit, um die nur millimetergroß dunkelgrau auf schwarz geschriebenen Zutatenlisten im fahlen Licht der Neonbeleuchtung entziffern zu können. Entweder ich werde alt oder das Ganze hat System – wahrscheinlich beides!

Da ich spät nach Hause komme, gibt es nur ein Vollkornbrot und einen kleinen Rohkostteller mit Tomaten und Gurken. Ein paar Tropfen Leinöl drauf und etwas Balsamico … Halt! Was steht da auf dem Balsamicoetikett? ›Mit Zucker, Farbstoff und Sulfiten‹. Igitt, sogar beim Essig wird mit Chemie rumgepanscht!

Der Balsamico landet sofort im Ausguss und dafür etwas Apfelessig aus biologisch angebauten Äpfeln auf meinem Teller. Den Quinoa im Kühlschrank hebe ich mir für morgen auf.

Ein Treffen mit einer alten Schulfreundin verschiebe ich schweren Herzens. Aber mir ist nicht danach, gleich in den ersten Tagen die Herausforderung ›Wir suchen uns etwas Veganes in einem normalen Restaurant‹ anzunehmen.

Durch einige Berichte, die ich im Internet gelesen habe, weiß ich, dass das auch für Altveganer ganz schön stressig sein kann.

Ich glaube, sie versteht es und wünscht mir alles Gute für mein Experiment.

Komischerweise habe ich seit heute Mittag immer Durst. Ich trinke einen ganzen Liter Mineralwasser mehr als sonst. Die abendliche Tasse Kaffee dagegen habe ich heute total vergessen. Oh je, dann wache ich morgen bestimmt mit Kopfweh auf.

Tag 3: Die Macht der Sprache

Das Kopfweh heute Morgen war weitaus geringer als befürchtet. Nach einer Tasse Kaffee war es verschwunden. Auf das Brot kommt heute zum ersten Mal vegane Biomargarine, schmeckt wirklich fast wie Butter.

Ins Geschäft nehme ich heute Reismilch mit Schokogeschmack zum Müsli mit.

Im Spiegel fällt mir dann noch meine gesunde Gesichtsfarbe auf und die Haut spannt wie nach einem Tag in der Sonne. Dabei war ich gestern gar nicht viel draußen.

Mittags habe ich ein Problem: Beide Äpfel, die ich mitgenommen habe, haben innen braune Flecken. Nur mit Mühe bekomme ich aus den zwei Äpfeln genügend gute Stücke für mein Mittagessen zusammen. Als Nachtisch waren Kaffee und Hefezopf geplant, aber irgendwie mag ich heute keinen Kaffee. Ich schenke mir trotzdem eine Tasse ein und betrachte das schwarze Gebräu. Hat die Hafermilch in der Thermoskanne etwa meinen geliebten Kaffee zerstört?

Nach einem Probeschluck steht fest: Viel zu bitter und fast ungenießbar, das liegt aber nicht an der Hafermilch. Die Flüssigkeit verschwindet unauffällig im Ausguss. Ich trinke statt dessen eine Tasse Tee, heute habe ich zwei Kugeln Grüntee im Sieb – sehr aromatisch.

Für das heutige Abendessen sind die Quinoareste und Zucchini geplant. Ich finde nur ein Rezept ›Zucchiniboote mit Amaranthfüllung‹. Bei mir kommen die Boote dann als Bausatz, sprich in Würfel geschnitten. Amaranth wird kurzerhand durch Quinoa ersetzt und für die Optik füge ich noch zwei gewürfelte Karotten, eine rote Paprika, Zwiebelstücke und ein paar Kidneybohnen dazu. Das Ganze abgeschmeckt mit Pfeffer, Kurkuma, Salz, Reisessig, Sojasoße und Currypaste ergibt dann eine wirklich leckere Gemüsepfanne.

Der krönende Abschluss ist dann aber der zweite Teller, den ich kurzerhand mit einem Teelöffel weißen Mandel-Mus garniere. Das passt geschmacklich einfach traumhaft zu den Zucchini und dem Quinoa. Ich bin begeistert!

Heute Mittag kam ich ins Grübeln. Beim Einkaufen hört man sich ständig sagen: »Das darf ich nicht kaufen.«, »Das kann ich nicht essen.«, »Darauf muss ich verzichten« usw. Das hört sich immer so negativ an, als ob man krank wäre und sich nur durch eiserne Disziplin retten kann. Ich beschließe, das Ganze umzuformulieren, schließlich bin ich im Moment freiwillig Veganer.

Wenn mir ab jetzt jemand etwas Nicht-Veganes anbietet, sage ich nicht »Das darf ich nicht essen«, sondern »Das möchte ich nicht essen«. Das klingt zwar nicht sehr nett, ist aber ehrlicher und für mich weniger dramatisch.

Und wenn beim Einkaufen mal wieder Milch oder Eier in der Zutatenliste auftauchen, heißt es ab sofort nicht mehr: »Das darf ich nicht kaufen«, sondern: »Dann will ich das auch nicht kaufen«, oder »Darauf kann ich verzichten«.

Die Laufrunde verschiebe ich auf morgen und Yoga nach dem Essen geht auch nicht. Aber ich muss schließlich auch noch aufräumen und die Wäsche bügeln.

Und schon ist der dritte Tag meines Experiments rum. Das sind zehn Prozent der Zeit. Wenn ich ein Buch lese, dann weiß ich nach zehn Prozent der Seiten meist genau, ob ich das Buch zu Ende lesen werde. Und im Moment kann ich sagen, das Vegan-Buch werde ich auf jeden Fall zu Ende lesen!

Tag 4: Kurzer Durchhänger

Es ist Samstag. Nach Müsli mit Sojamilch und Hefezopf mit Kaffee lasse ich mir telefonisch das Rezept für Haferkekse durchgeben. Das Laufen verschiebe ich auf nachmittags, weil es noch regnet.

Für die Haferkekse sind im Rezept ein Eigelb und ein Eiweiß für Eischnee vorgesehen. Aus den Ausführungen, die man im Internet findet, den Angaben in einem Buch und eigener Überlegung stelle ich mir ein Ei-Ersatz-Rezept zusammen: 2 EL Sojamilch, 1 EL Pflanzenöl, ½ TL Kartoffelmehl, ½ TL Backpulver, etwas Kurkuma. Zudem teste ich erstmalig Agavendicksaft, mit dem ich einen Teil des Zuckers ersetze. Die Kekse sehen nach dem Backen wirklich wie Kekse aus, aber erst ein Geschmackstest nach dem Abkühlen wird über Erfolg und Misserfolg entscheiden.

Meine Gesichtshaut spannt immer noch und ist leicht gerötet. Ich messe zur Sicherheit mal Fieber. Tatsächlich, 37.7 °C. Mist, hoffentlich werde ich nicht krank. Vielleicht ist es auch nur die Hitze in der Küche. Nach dem Mittagessen weiß ich mehr.

Es gibt Chicorée und verschiedene Gemüse mit Tofustreifen. Die Tofustreifen habe ich leicht mariniert, dann brate ich sie an und nehme sie aus der Pfanne. In der gleichen Pfanne wird nun noch das Gemüse gebräunt und mit etwas Gemüsebrühe fertig gedünstet. Zum Schluss wieder etwas helles Mandel-Mus drauf – fertig.

Danach schlafe ich fast eine Stunde. Das Wetter macht einen fertig. Im Moment zieht gerade eine Regenfront mit Starkregen und Hagel durch.

Noch etwas benommen messe ich danach noch mal, wieder 37.1 °C. Gott sei Dank! Vielleicht geht es ja noch mal gut.

Ich kann mich nicht überwinden, einen Kaffee zu machen. Statt dessen gibt es einen Darjeeling-Tee. So was, die Teebeutel sind auch schon wieder über dem Mindesthaltbarkeitsdatum. Ich muss unbedingt neuen Tee besorgen.

Übrigens sind die Haferkekse wirklich lecker geworden! Sie zerfallen nicht und durch den Agavendicksaft sind sie schon beinahe zu süß. Mir kommen noch weitere Rezeptänderungen in den Sinn: Man könnte Zimt hinzufügen, Rosinen oder Kokosraspel, sie vielleicht sogar mit Schoko-Hafermilch machen. Ich nehme mir vor, demnächst einen kleinen Vorrat zu backen, die Kekse lassen sich nämlich wunderbar einfrieren.

Tag 5: Wieder auf dem Weg

Ein neuer Versuch beim Frühstück: Müsli mit Hafermilch Natur, dazu ein Spritzer Agavendicksaft; sehr zu empfehlen und irgendwie angenehmer als die Sojamilch. Nach dem Frühstück wird erst mal ausgemistet. Alte Kataloge und Zeitschriften werden entsorgt und allerlei Unterlagen wie alte Steuererklärungen werden vernichtet. Insgesamt kommen drei Körbe Papier zusammen.

Dann wird gekocht. Heute im Prinzip das gleiche wie gestern. Einziger Unterschied: Statt Tofu kommen nur zwei gewürfelte Kartoffeln in den Chicorée-Karotten-Mix, und auch die Bohnen fehlen. Insgesamt ist das alles verträglicher.

Zum Würzen verwende ich erstmals Tahin, ein Sesam-Mus. Es schmeckt ziemlich streng und erinnert an ›dunkle‹ chinesische Gerichte. Es verleiht dem Gemüse aber eine neue und angenehm andere Geschmacksnote.

Gleich nach dem Essen mache ich mich auf, um eine Runde Nordic Walking zu absolvieren. Erst als ich die erste Steigung erklommen habe, merke ich, dass ich meinen Schrittzähler vergessen habe. Schade, so wird die Statistik zu meinen Ungunsten verfälscht. Die Waldwege sind vom Regen zum Teil noch sehr schlammig. Ich bleibe zwar auf den Hauptwegen, aber trotzdem sind die Schuhe am Ende total eingesaut. Da gibt es heute Abend wieder was zu tun.

Nach dem Laufen trinke ich ein Glas stilles Wasser, weil das gerade angebrochen ist. Zum ersten Mal schmeckt mir das Wasser ohne Kohlensäure, früher fand ich es immer sehr fade.

Nach dem Duschen creme ich mein Gesicht ein und stelle fest, dass sich die Haut anders anfühlt. Ich bin zwar kein Kosmetikguru, aber ich finde, sie fühlt sich straffer an. Das kann doch nicht sein, dass bereits am fünften Tag solche körperlichen Veränderungen stattfinden?! Ich schreibe das mal hier auf und werde weiter beobachten.

Dann gibt es einen Kaffee und dazu zwei Scheiben Hefezopf. Auf der ersten Scheibe landet der letzte Rest Zartbitteraufstrich – erstaunlich, wie lange die Probeportion gereicht hat – und auf der zweiten Scheibe die Waldbeerenmarmelade, die ich schon seit zwei Wochen esse. Bääh – ist die süß! Das ist mir seither nie aufgefallen. Was mache ich nur mit meinem riesigen Marmeladenvorrat, wenn mir jetzt auch noch die Marmelade nicht mehr schmeckt? Vorerst kommt einfach weniger aufs Brot.

Der Rest des Tages vergeht mit Brotbacken, Blumengießen und Schuhe putzen. Abends dann noch ein Vollkornbrot und Tomate, Gurke, Karotte. Ich freue mich, den neuen Bio-Basilikum ausprobieren zu können und bin froh, keine Tierleichenteile (Wurst) essen zu müssen. Zum Glück war die Sache mit der erhöhten Temperatur gestern heute kein Thema mehr, ich bin wieder in der Spur.

Tag 6: Ein Montag *ohne* Kopfweh

Wer mich kennt, weiß, wie außergewöhnlich so eine Überschrift ist. Aber wenn ich durch vegane Ernährung meine Montage zurückgewinnen kann, hat sich der Aufwand schon gelohnt.

Und eigentlich fing dieser Montag auch gar nicht so gut an, aber der Reihe nach.

Es ist jetzt halb vier Uhr morgens und ich kann seit zwei Uhr nicht mehr schlafen. Eigentlich sollte man doch als Veganer besser schlafen, oder? Habe ich zumindest gelesen. Hände und Füße sind dermaßen warm, dass ich zur Sicherheit wieder Fieber messe. Alles klar: 36,6°C.

Ich kippe das Fenster und denke über den Vitamin-B12-Mangel nach, der speziell Veganern angeblich droht. Kann es sein, dass dies die Ursache für mein häufiges Kopfweh und mein in Bezug auf Hämoglobin seit Jahren an der unteren Grenze hängendes Blutbild ist?

Tatsache ist, dass mein B12-Spiegel nie kontrolliert wurde, nur Ferritin wurde gemessen, aber das war in Ordnung. Beim nächsten Blutbild lasse ich auch B12 messen und morgen informiere ich mich in der Apotheke mal über B12-Präparate. Wenn das wirklich gut für die Nerven ist und eine Überdosis ohne Nebenwirkungen einfach wieder ausgeschieden wird, wäre das bestimmt auch gut gegen Muskelzittern und Koordinationsprobleme.

Dies ist der erste Montag seit meinem Experiment, und wenn er schon so losgeht, ist er kein repräsentativer Montag. Ich darf also nicht enttäuscht sein, wenn das Kopfweh heute wieder zuschlägt.

Das Frühstück besteht heute aus der letzten Scheibe Hefezopf (stimmt nicht, ich habe den Rest eingefroren) und einer Scheibe Brot. Weil nur noch ein Rest Schokosojamilch das ist, erfinde ich kurz einen Frühstücks-Cappucino: Einfach Schokomilch in die Tasse Kaffee geben – gar nicht schlecht.

Ich statte mich mit drei Äpfeln und dem üblichen Müsli-Mix aus und nehme heute Schokohafermilch mit. Ich will hier keine Werbung machen, aber der Hersteller schreibt ganz groß den Herkunftsort ›Köln‹ auf die Verpackung. Nur hat er dabei einen Rechtschreibfehler gemacht.

Mittags gibt es zunächst zwei von meinen Haferkeksen und einen Apfel. Das gibt genug Kraft für einen Fußmarsch in die Apotheke. Vitamin B12-Präparate gibt es nur synthetisch hergestellte zu kaufen, aber ich werde später sogar zurückgerufen und aufgeklärt, dass das B12-Problem wohl gerne übertrieben wird und der Bedarf schon durch den Verzehr von ungewaschenem Obst und Gemüse aus Bioanbau gedeckt wird.

Im Internet erfahre ich, dass das Vitamin B12 nur von Mikroorganismen hergestellt werden kann und die Versorgung früher kein Problem war, als man mit Gülle gedüngtes Gemüse aß. Ein bisschen Dreck am Gemüse und man ist versorgt – so was. Wer hätte gedacht, dass ein besch... eiden gedüngtes Gemüse so gesund ist.

Außerdem kann die Leber eines gesunden Menschen eine Menge B12 speichern, die für drei bis fünf Jahre ausreicht. Ich lasse bei der nächsten Blutuntersuchung einfach mal meinen B12-Wert bestimmen und entscheide dann über ein Ergänzungspräparat.

Jetzt aber zum Erstaunlichsten des Tages: Seit zehn Uhr habe ich auf das üble K. gewartet. Aber – oh Wunder – es kam heute nicht. Obwohl das Wetter allen Grund dazu gegeben hätte, denn es war unangenehm schwülwarm und abends hat es hier kräftig gewittert. Ich hoffe nur, dass das nicht alles morgen nachgeholt wird.

Abends bin ich dann noch einkaufen. Ich suche nach einem Bio-Orangensaft und bin entsetzt, dass jetzt wohl offensichtlich alles nur noch in PET-Flaschen angeboten wird. Scharfer Saft in Plastik – pfui Teufel! Die Alternative wäre ein 1,5 Liter großer Tetrapack. Wie soll ich den wegtrinken, bevor er schlecht wird? Zum Glück gibt es ein Liter große Tetrapacks anderer Hersteller als Alternativen.

Ich wage es auch, seit ewiger Zeit wieder mal (Bio-)Bananen und Brokkoli zu kaufen, wegen des B12 und weil ich es mal wieder testen will. Von Bananen bekam ich früher immer K. und wegen Brokkoli war ich schon einmal zwei Tage lang im Bett bzw. über dem Keramiktelefon und habe den hl. Jörg angerufen.

Zum Abendessen gibt es mein Standardgemüse aus Karotten und Kartoffeln. Da auch die zwei kleinen Zucchini dringend weg müssen, brate ich sie in Scheiben an und gebe etwas Tahin darauf.

Unbedingt ausprobieren, der Geschmack harmoniert ideal mit den Zucchini, einfach traumhaft!

Dann steht eine Internet-Recherche an: Gibt es eigentlich Haferjoghurt oder Reisjoghurt? Antwort: Nein, funktioniert nicht. Und selbst die Bakterien für den Sojajoghurt werden auf Kuhmilch angezüchtet und dann natürlich sauber gewaschen – Mahlzeit!

Der Abend klingt bei einem Espresso und einem Glas Wasser aus – der beste Montag seit Langem!

Tag 7: Kollege knabbert Keks

Auch heute kehrt K. nicht zurück, sehr gut! Das Frühstück besteht heute aus etwas Müsli mit Reismilch, einer Tasse Kaffee (zu bitter) und einer Scheibe Brot mit Marmelade (zu süß). Ich entschließe mich, für die Mittagspause eine Banane einzupacken, wieder eine Premiere.

Ein Arbeitskollege feiert seinen Geburtstag und stiftet Fertigkuchen von dem Discounter, wo es ›all die‹ guten Sachen gibt. Es fällt mir erstaunlich leicht, darauf zu verzichten. Dann wird auch noch der Projektabschluss mit Sekt und Orangensaft gefeiert. Da ich nicht weiß, ob der Saft wirklich vegan ist – gestern habe ich gelernt, dass viele Obstsäfte mit Gelatine geklärt werden – und Alkohol sowieso tabu ist, trinke ich nichts und arbeite lieber weiter.

In der Mittagspause kommt der Kollege, der von meinem Vegan-Experiment weiß, ins Zimmer. Ich zeige ihm mein Banane-Apfel-Schoko-Hafermilch-Müsli mit Amaranth. Wir unterhalten uns über Alkoholunverträglichkeit, die Ananasallergie seiner Frau, welches Obst wir zum Frühstück essen und über Dialyse.

Letzteres deswegen, weil ich von meinem Zimmer aus einen Panoramablick direkt in die Dialysestation im Haus gegenüber habe. Jeden Tag bin ich froh, dass es nicht anders rum ist! Die Banane habe ich übrigens ohne Nebenwirkungen vertragen. Sie schmeckte köstlich zusammen mit der Schokohafermilch!

Dann biete ich meinem Kollegen einen meiner selbst gebackenen veganen Haferkekse an. Überraschenderweise greift er sofort zu, nimmt aber nur einen halben Keks, um mir mein Essen nicht wegzufuttern. Dann behauptet er auch noch, der Keks schmecke ihm. Ich glaube ihm, und da dieses Lob aus dem Mund eines Asiaten kommt, zählt es für mich doppelt.

Eine halbe Stunde später besuche ich ihn in seinem Büro und frage ihn, ob er noch lebt. Er hat sogar noch Farbe im Gesicht und wir reden noch etwas über Honig, Eier, Kokosflocken und andere Zutaten.

Abends gibt es dann noch mal von meinem Gemüse und dazu gebratene Tofuscheiben. Ich glaube langsam, dass Tofu nicht ideal für mich ist. Auf jeden Fall ist nach dem Genuss von Tofu für ausreichende Belüftung zu sorgen. Aber eine Unverträglichkeit für Tofu ist ja weit verbreitet.

Mein Schrittzähler misst auch zurückgelegte Höhenmeter, ausgedrückt in Stockwerken. Die Daten werden regelmäßig ins Internet gespielt und man bekommt je nach zurückgelegtem Weg und Höhe verschiedene virtuelle Abzeichen. Da ich heute schon dreimal durch das komplette Büro-Treppenhaus gelaufen bin (das sind jeweils sechs Stockwerke) und ich schon lange scharf auf das 100-Stockwerke-Abzeichen bin, beschließe ich: Heute hole ich es mir!

Also schnappe ich meine Stöcke und laufe am Hausberg eine Strecke so lange auf und ab, bis schließlich 104 Stockwerke zusammen sind.

Das dauert dann zwei Stunden und am Ende des Tages sind auch knapp 17.000 Schritte zusammen.

Auf den letzten Metern bin ich rückwärts gegangen. Das tut den Waden und angeblich der gesamten Koordination gut, und es wirkt tatsächlich.

Jetzt noch duschen, Wasser trinken und ab ins Bett. Beim Abtrocknen fällt mir auf, dass zwar mein Gesicht nicht mehr so sehr spannt als noch vor zwei Tagen, dafür fühlen sich die Oberschenkel straffer an. Es tut sich also so einiges am und im Körper.

Komisch ist, dass ich bisher noch nie Verlangen nach Fleisch, Milch oder Ei hatte. Nur heute Mittag hat mich der Heißhunger überrannt, ich musste unbedingt den Apfel essen, der noch auf meinem Schreibtisch lag. So kann es weiter gehen!

Tag 8: Normalität

Es kehrt bereits etwas Alltag ein. Zum Frühstück gibt es nur eine Scheibe Brot und eine Tasse Kaffee. Ich mache jetzt nur noch drei Tassen Kaffee, statt wie bisher fünf. Eine (früher zwei) für sofort und zwei (bisher drei) zum Mitnehmen. Heute noch mal eine Banane und Äpfel sowie Maisflakes zum Mittag, es ist auch noch Hafermilch da.

Und abends das restliche Gemüse mit dem restlichen Tofu. Leider wieder mit den gleichen Nachwirkungen. Ab sofort also Tofu nur noch sparsam verwenden!

In der Mittagspause und Nachmittags gehe ich jeweils vom vierten Obergeschoss bis in die Tiefgarage und wieder zurück. Auf diese Weise komme ich heute auch auf siebzehn Stockwerke und 3.500 Schritte, ohne extra Abends laufen zu gehen.

Das kommt mir sehr gelegen, denn es gibt einiges aufzuräumen und vorzubereiten. Morgen werde ich das erste Mal außer Haus sein, zum Glück in einem veganerfreundlichen Haushalt, nämlich bei meinen Eltern.

Wie ich telefonisch erfahren habe, wurde bereits ein regelrechtes Veganer-Schlemmerparadies zusammengekauft und eingerichtet. Ich bin mal gespannt, was es alles zu probieren gibt.

Ich habe auch weiter in Campbells Buch ›China Study‹ gelesen. Es ist wirklich sehr gut geschrieben und enthält brisante Informationen.

Wenn sich Fleisch- und Milchkonsum wirklich so negativ auf die Gesundheit auswirken können, kann einem noch im Nachhinein wochenlang schlecht werden aufgrund der ganzen Mengen, die man in seinem bisherigen Leben ahnungslos in sich hineingeschaufelt hat!

Aber die Ausführungen, dass sich durch bloße Ernährungsumstellung sogar Arterien wieder erholten und Diabetiker die Insulindosierung senken konnten, stimmt hoffnungsvoll.

Die Zucchini und die Aubergine nehme ich jedenfalls mit. Irgendwie lassen die sich morgen bestimmt ins Essen integrieren.

Ansonsten bin ich heute Nachmittag etwas ungeduldig, bis endlich Feierabend ist und abends nach der ganzen Hausarbeit etwas müde. Das könnte aber auch am Wetterumschwung liegen (heute war es sehr sonnig und morgen ist schon Regen angesagt) oder am Gewaltmarsch gestern. Erstaunlich, dass ich danach keinerlei Muskelkater oder sonst irgendwelche Beschwerden hatte.

Morgen früh mache ich dann meine erste Kontrollmessung. Hoffentlich hat sich wenigstens ein Wert zum Positiven entwickelt, das würde für noch mehr Motivation sorgen.

Tag 9: Messbare Auswirkungen

Hurra, es hat sich bereits wirklich etwas getan! Ich bin heute Morgen mit gemischten Gefühlen auf die Waage gestanden. Falls sich nichts verändert hat: Bloß nicht aufgeben! Und falls es mehr geworden ist, hat sich vielleicht bereits Fett in Muskelmasse verwandelt.

Aber: Ich wiege 2,3 Kilogramm weniger! (Eine Stunde später wären es sogar noch ein paar Gramm weniger gewesen). Auch mein Körperfettanteil ist laut Waage auf 28,3 Prozent gesunken, mehr als ich erwartet habe.

Zur Sicherheit wiege ich mich noch einmal, aber die Werte stimmen. Jetzt schnell den Bauchumfang messen. Ich messe irgendwas zwischen 101 und 102 Zentimetern und entscheide mich für 101,3 abgerundet auf 101. Zwei Zentimeter weniger als zu Beginn des Monats!

Selten hat mir ein Frühstück so gut geschmeckt wie heute. Es bestand übrigens aus dem letzten Haferkeks, etwas Müsli und zwei Tassen Hafermilch-Kaffee-Special-Cappuccino.

Beim Blutdruck scheint sich auch etwas zu tun. Die erste Messung ergibt zwar 144/82. Aber als ich die Messung wiederhole, habe ich 131/79. Ich erkläre die beiden Werte zu einer Messreihe und ermittle einen Durchschnittswert von 138/81. Fast mustergültig.

Die Tablette nehme ich trotzdem weiterhin ganz normal. Vielleicht kann ich später mal die Dosierung verringern, aber das bespreche ich erst mal mit meinem Hausarzt.

Nach dem Frühstück packe ich dann alle eierhaltige Nudeln, die Zucchini, die Aubergine, die noch übrigen Tetrapacks mit Kuhmilch (igitt!), die Wurstdosen (bäh!) und den Rahmspinat mit dem Blubb ein. Das alles tausche ich dann gegen vegane Leckereien wie Dinkelpopps, Zartbitteraufstrich, Seitan und Quinoa.

Im Veganerparadies angekommen, lasse ich mir noch mal den Blutdruck messen: 115/80. Kein Wunder, dass mir etwas schwummerig ist. Das Wetter ist auch seltsam schwül-drückend warm.

Mittags kochen wir dann gemeinsam (eierfreie) Spaghetti, Tomatensoße und ein Ratatouille aus allen Gemüsen, die nicht schnell genug aus der Küche fliehen können. Dazu testen wir zum ersten Mal Seitan. Der sieht wirklich aus wie Leber. Wenn man ihn scharf anbrät, passt er vorzüglich zum Essen und erinnert im Geschmack sogar etwas an Straußensteak.

Nach zwei bangen Stunden kann ich berichten, dass ich Seitan wesentlich besser vertrage als Tofu, bis jetzt sind jedenfalls noch keine negativen Nachwirkungen aufgetreten.

Der Nachmittag vergeht wie im Flug mit Fachsimpeln und Durchblättern der neuesten Fachliteratur, unter anderem Campbell [1], Langley [4] und stoßweisen Ausdrucken aus dem Internet.

Dabei habe ich die ganze Zeit fast unangenehm heiße Hände. Aber inzwischen weiß ich ja, dass das nicht von Fieber zeugt.

Für den Kaffee habe ich uns je drei Kekse und drei Scheiben Hefezopf mitgebracht. Es hat allen geschmeckt.

Die Zeit bis zum Abendessen wird dadurch überbrückt, dass wir kurz entschlossen einen veganen Hefeteig rühren und Schneckennudeln sowie einen weiteren Hefezopf backen. Alles gelingt und ein Großteil davon wird gleich als Vorrat eingefroren.

Zum Abendessen schließlich noch eine tolle Idee: Radieschen, Gurke, Karotten, Tomaten und Lauchzwiebeln rädeln und mit frischen Kräutern und Meersalz abschmecken. Dazu ein Vollkornbrot und Wasser, mehr braucht man nicht.

Damit geht dann auch ein wirklich erfolgreicher und schöner erster Besuchstag zu Ende.

Tag 10: Volles Programm

Der zweite Besuchstag beginnt in der Frühe mit einem leckeren Müsli aus frischer Banane, Apfel, Maisflocken, Haferflocken, Cranberrys und Hafermilch, extra angewärmt von der Chefin des Hauses. Dazu einen Kaffee.

So gestärkt mache ich mich zu Fuß auf den Weg zum Friseur. Durch den Friseurbesuch kann ich für das nächste Wiegen noch ein paar Gramm extra rausschinden. Dieser Trick funktioniert allerdings nicht sehr oft.

Leider muss ich beim Friseur trotz Voranmeldung eine dreiviertel Stunde warten. Außerdem wird der Friseur bei seiner Arbeit durch das Telefon gestört, vergisst dabei, wie weit er mit seiner Arbeit war, und rasiert so meinen Nacken zweimal mit dem Rasiermesser aus. Abends ist der Nacken dann rot gereizt. Gut, dass ich heute kein Trinkgeld gegeben habe.

Am Vormittag machen wir außerdem noch eine Einkaufstour. Zunächst in den Bioladen. Hier schlagen wir zu und nehmen als Neuerungen mit: Pastinaken, Lupinengeschnetzeltes, Sojamehl, getrocknete Tomaten, Artischockenherzen, Seidentofu, Maisgrieß, Reismehl, Pottasche, Orangen und, und, und. Dazu vegane Margarine, Drinks und frisches Gemüse.

Zum Teil weiß ich gar nicht, wie man die Sachen zubereitet oder für was man sie benötigt. Da ist erst mal wieder Literatur studieren angesagt.

Das ominöse Pfeilwurzelmehl finden wir allerdings auch heute wieder nicht.

Nach dem Einkauf geht es nahtlos weiter mit einem Besuch in der Mühle, in der wir seit Jahrzehnten einkaufen.

Die Seniormüllerin ist persönlich im Laden und wir werden freundlich begrüßt mit: *»So, hasch'n heut amol dabei?!«* Ich glaube, ich bin gemeint.

Wir kaufen 550er-Weizenmehl und Vollkorndinkelmehl. An der Kasse bekommen wir ein gefülltes Streuselgebäck geschenkt. Ich sehe wohl schon ganz schön verhungert aus.

Jetzt schnell nach Hause, wo es zum Mittagessen Kartoffeln und Spargel gibt. Ich habe die Idee, einen selbst gemachten Sojajoghurt mit frischen Kräutern zum Dip auszubauen. Kurz darauf finde ich genau dieses Rezept auch in einem Buch.

Der Kräuterdip ist alles, was eine gute Kartoffel zum Schmecken braucht. Und das Margarine-Stückchen (vegan!) auf dem Spargel ist besser als jede Béchamelsoße.

Ans Ausruhen ist heute nur kurz zu denken, denn jetzt steht Räderwechsel am Auto auf dem Programm. Damit erspare ich mir den Besuch in einem Fitnessstudio. Den so eingesparten Mitgliedsbeitrag gebe ich dann in einem Online-Einkaufsrausch ohne Hemmungen für weitere Bücher aus – wann soll ich die eigentlich alle lesen?

Nach einer kurzen Kaffeepause mit einer Versuchsschneckennudel von gestern (sehr zimtig) und zwei Scheiben Hefezopf (ein idealer Marmeladenträger und auch pur ein Genuss) geht es weiter mit Auto waschen. Anschließend duschen, denn nicht nur das Auto soll sauber sein.

Am Abend dann eine weitere Überraschung. Es gibt ›Vegannis Vegan-Grill-Menü‹. In der Küche wurde nämlich in der Zwischenzeit gezaubert: Ein in der Grillpfanne gebratener Räuchertofu; ein veganer Kartoffelsalat, nur mit Wasser, Essig, Öl und Gewürzen; dazu ein Rohkost-Potpouri. Einfach super!

Ich glaube, ich habe die Zwei mit meinem Veganspleen angesteckt. Auf jeden Fall scheint es allen zu schmecken und der Räuchertofu macht auch nachträglich keine Probleme.

Vielleicht hängt es ja von der Art des Tofus ab, wie gut ich ihn vertrage. (Für das Protokoll: Der erste Tofu diese Woche war normaler Tofu einer Billigmarke, der heute ein Marken-Bio-Räuchertofu.) Es gibt also noch jede Menge zu testen und auszuprobieren.

Das war also der heutige Tag. Für morgen werden auch schon Pläne geschmiedet: Wir wollen wieder neue Rezepte ausprobieren.

Meine Sorge, dass ich als Veganer mit meinem eigenen Töpfchen und Tellerchen am Tisch sitze und traurig Körner in mich hineinstopfe, während der Rest sich den Schweinebraten schmecken lässt, war zum Glück mehr als unbegründet. Im Gegenteil, gemeinsam macht es einfach noch mehr Spaß.

Tag 11: Hochs und Tiefs in der Küche

Der Morgen beginnt mit einer Überraschung. Die Dame des Hauses hat ein regelrechtes Frühstücksbuffet aufgebaut. Es gibt frischen Obstsalat (Apfel, Banane, Orange), Haferflocken, Maisflocken, Hefezopf, Schneckennudelscheiben (horizontal durchtrennt für optimalen optischen Effekt), Kaffee, Hafermilch, Margarine, Marmelade und sicher noch einiges mehr, was mir im Moment nicht mehr einfällt. Positiv überrascht vor allem der Obstsalat, eine nette Abwechslung zum Standardmüsli und schön erfrischend. Er hält auch lange satt.

So gestärkt geht es in die Küche für einige vegane Backexperimente. Als Erstes steht ein Tofu-Käsekuchen auf dem Plan. Wir halten uns streng an das Rezept und verarbeiten 400 Gramm Seidentofu, der erstaunliche Ähnlichkeit mit selbst hergestelltem Sojajoghurt hat. Dazu kommen noch 400 Milliliter Sojamilch und 250 Milliliter Sojacuisine. Damit alles zusammenhält, schreibt das Rezept außerdem zwei(!) Packungen Vanillepuddingpulver und Unmengen Zucker vor.

Für den zweiten Durchgang haben wir uns ein Apfelkuchenrezept ausgesucht. Auch da hinein verschwinden jede Menge Zucker und Margarine. Vor allem die Zimtstreusel sind nicht von schlechten Eltern. Insgesamt haben wir über ein halbes Pfund Margarine verarbeitet. Beide Kuchen gelingen und sehen gut aus. Ein Geschmackstest wird mit dem Nachmittagskaffee stattfinden.

Zum Mittagessen gibt es Bratkartoffeln und Rote-Bete-Salat, beide mit je einer halben Zwiebel. Der für Nicht-Veganer vorgesehene Anteil an gebratener Wurst entfällt kurzerhand, nur eine abtrünnige Mitesserin vertilgt zwei harte Eier dazu, aber das ist in Ordnung.

Nach einer kurzen Pause sind dann die Kuchen an der Reihe. Sie sehen gut aus und schmecken eigentlich auch gut, aber ... mit jedem Bissen wird der Tofukuchen schwerer und pampiger. Die Masse ist einfach zu mächtig. Der Apfelkuchen schmeckt zwar, bietet aber noch genügend Verbesserungspotenzial.

Schon bei der Zubereitung gab es ja von Expertenseite Vorschläge zur Optimierung. Ich glaube, wir werden bald unsere eigenen, besseren Kuchenrezepte entwickeln! Der übrige Teil der beiden Kuchen wird eingefroren.

Wie schon am Morgen so ist auch am Nachmittag der kleinste Raum in der Wohnung der von den männlichen Mitbewohnern am häufigsten aufgesuchte Raum. Über die Gründe rätseln wir lange und ich bin schon am Zweifeln, ob vegan wirklich gesund und für uns/mich geeignet ist. Theorien sind unter anderem die schiere Menge an Soja im Tofukuchen, das Wetter oder die Rohkost.

Die wahrscheinlichste Ursache aber ist die blöde Zwiebel, die wir zu Mittag roh verarbeitet haben, ohne sie vorher in heißem Wasser zu blanchieren. Das hätte die Zwiebel wahrscheinlich etwas bekömmlicher gemacht.

So ist leider die zweite Hälfte des Nachmittags wenig angenehm und mit Enttäuschung gefüllt. Nach einer kurzen Krisensitzung entschließen wir uns, den bereits eingefrorenen Tofukuchen zu entsorgen. Schade, aber nur durch Ausprobieren konnten wir feststellen, dass dieses Rezept für uns nicht geeignet ist.

So ist das halt, bei jeder Neuerung muss man seinen eigenen Weg erst finden. Und eigentlich bin ich überrascht, dass erst am elften Tag so etwas wie ein Stimmungstief auftaucht.

Eigentlich Wahnsinn: Schon ein Drittel meiner Testphase ist rum, ohne dass ich Fleisch, Milch oder Eier vermisse, und – fast hätte ich es vergessen – der Blutdruck von uns allen ist messbar tiefer als gewöhnlich, ich lag den ganzen Tag bei 120/75. Insofern endet eigentlich auch dieser Tag insgesamt positiv.

Abends gibt es dann noch eine seltsame Erfahrung. Ich sitze am Tisch und plötzlich bemerke ich, wie meine linke Hand eindeutig nach Zwiebel riecht. Ich habe seit dem Zwiebelschälen mindestens zehnmal die Hände gewaschen und außerdem geduscht, aber der Geruch ist eindeutig. Nach einer Viertelstunde verschwindet der Effekt und die Hand riecht wieder wie der ganze Rest nach Seife. Sehr seltsam.

Tag 12: Kein Pudding zum Nachtisch

Heute ist ein richtiges Aprilwetter, und das Mitte Mai! Den ganzen Tag gibt es Regen, Sonne, Gewitter, Wind und oft alles gleichzeitig.

Ich habe schon vor dem Frühstück (heute nur Marmeladebrot und Kaffee mit Hafermilch) einen Blutdruck von 125/80. Ich entschließe mich, nur eine halbe Tablette zu nehmen. Es war wohl die richtige Entscheidung, denn zwei Stunden später habe ich immer noch nur 135/80. Ich hoffe, das liegt nicht nur am Wetter. Im Laufe des Vormittags beruhigen sich auch die Därme wieder nach der negativen Zwiebelerfahrung vom Vortag.

Mittags gibt es mal wieder was Neues: Pastinaken. Sie lassen sich wie Karotten verarbeiten und wir machen ein buntes Gemüse aus Karotten, Pastinaken und Kartoffeln. Als Kochfett verwenden wir die vegane Margarine, das funktioniert gut.

Die Pastinaken schmecken wie eine Mischung aus Sellerie, Zitrone und Ingwer und geben dem Gemüse eine leckere und neuartige Note. Für mich gibt es dazu nur Nudeln aus Hartweizengrieß, die Nichtveganer erfreuen sich zusätzlich an Oberländer Würsten.

Spontan probieren wir noch ein Dessert aus. Es ist Schokopudding aus Reismilch geplant. Aber der Pudding wird und wird nicht fest. Selbst ein Löffel Kartoffelmehl hilft nicht. Erst später lese ich im Internet, dass pro Liter mindestens 100 Gramm Stärke notwendig gewesen wären. Angeblich hätte es auch mit Agar-Agar funktioniert.

Aber so gibt es halt Birnen mit Schokoladensoße. Der Rest wird – genauso wie die Hoffnung auf ein leckeres und leichtes Dessert – entsorgt. Wieder was gelernt.

Nach dem Essen wird es Zeit, Abschied zu nehmen. Das Auto gleicht wieder mal einem Versorgungsfahrzeug für eine Expedition. Der Kofferraum ist voll mit Äpfeln, Gemüse, den Einkäufen vom Freitag und dem sorgfältig versteckten und von mir erst später entdeckten Orangensaft. Ich vergesse zwar meinen Apfelessig, aber das macht nichts.

Die letzten Tage haben also gezeigt, dass es durchaus möglich ist, auch außerhalb der eigenen vier Wände vegan zu leben, wenn die Gastgeber mit einsteigen und manchmal geradezu begeistert mitmachen. Ohne diese Zustimmung wäre es sicher deutlich schwerer gewesen.

Wieder zu Hause wird alles verstaut und der frische Hefezopf gleich angeschnitten. Kaffee und Reismilch – diesmal funktioniert die Kombination – lassen das immer noch unmögliche Wetter fast vergessen.
  Am Abend gibt es dann nur noch Brot, Tomate und Gurke, heute wieder mit etwas Leinöl.

Morgen ist wieder mal Montag. Ich bin mal wieder gespannt, wie es mir dann abends geht.

Tag 13: Noch mehr Positives

Heute gibt es wieder mehrere positive Dinge zu berichten, aber der Reihe nach.

Morgens nach Hefezopf, kleinem Müsli und einer Tasse Kaffee mit Reismilch ab ins Geschäft. Zum Glück habe ich alles schon am Vorabend vorbereitet, so dass für den Mittag die Orange, die Banane, die Äpfel und das Müsli schon verstaut sind. Ganz schön mutig, montags eine Banane zu verspeisen. Bis zum Mittag sieht es so aus, als ob es wieder ein normaler Montag wird, im Hintergrund scheint K. zu lauern.

Gegen zehn Uhr erfahre ich, dass beim Arztbesuch meines Vaters dieser Woche alles geklappt hat: positive Nachricht Nummer eins.

Mittags ist dann die Orange so saftig, dass ich gar keine Reismilch zum Müsli dazugeben muss. Ich trinke eine Tasse Tee dazu, auch zum Hefezopf.

Den Kaffee schütte ich wieder mal weg, ein Probeschluck war so bitter, dass ich nichts mehr davon runterbringe. Bis zum Abend knabbere ich noch zwei Dörrzwetschgen und einen getrockneten Apfelring. Außerdem muss das Erdnussbutterbrot auch noch weg. Schnell noch einen Apfel hinterher, dann geht's.

Ich freue mich den ganzen Nachmittag auf den Feierabend, denn dann gibt es zu Hause ein außergewöhnliches Essen: ›Lupinengeschnetzeltes mit Pastinakengemüse‹! Ich wette, über achtzig Prozent meiner Kollegen wüssten nicht, was das ist.

Als ich dann endlich zu Hause bin, steht fest, auch dieser Montag verlief ohne Kopfweh, hurra! – und das, obwohl es Banane gab: positive Nachricht Nummer zwei und drei.

Jetzt wird es spannend. Das Lupinengeschnetzelte sieht ähnlich aus wie Seitan, ist aber etwas lockerer. Ich brate es einfach in der Pfanne mit etwas Kokosfett an. Dazu kommen das Gemüse von gestern, mit ein paar Erbsen und frischem Schnittlauch aufgepeppt und die Nudeln von gestern, ebenfalls kurz angebraten: superlecker! Positive Nachricht Nummer vier.

Der Geschmack des Lupinengeschnetzelten erinnert mich etwas an Grünkernküchle oder Gemüsebratlinge und ist viel besser als der Standard-Tofu-Matsch bisher.

Aus lauter Begeisterung und weil ich es nicht übers Herz bringe, etwas so leckeres zu entsorgen, esse ich viel zu viel: zwei volle Teller Nudeln und Gemüse, uff. Ich habe aber auch nach über zwei Stunden keinerlei Magenprobleme: Positive Nachricht Nummer fünf.

Abends dann duschen, denn morgen geht es zum Hautarzt zur Kontrolle. Außerdem muss ich noch Wäsche bügeln. Das Gesicht ist wieder mal eine spannende Angelegenheit. Wie lange das wohl noch so anhält? Ich dachte eigentlich, nach ein paar Tagen hätte man sich daran gewöhnt.

Weil der Kaffee heute Mittag ausfiel, genehmige ich mir noch einen Espresso. Ich gebe den letzten Rest Reismilch dazu.

Da die Reismilch ziemlich wässrig in der Konsistenz ist und auch ungesüßt eine leckere Eigensüße hat, wird aus dem Espresso eine tolle Kaffeespezialität, das muss unbedingt auch auf die Merkliste: Positive Nachricht Nummer sechs.

Hoffentlich verläuft der morgige Tag genau so positiv.

Tag 14: Der verschwundene Fleck

Heute Morgen wache das erste Mal seit dem Experiment wieder mit Wecker auf. Bisher hatte ich ihn nicht verwendet, aber heute Morgen habe ich einen Termin beim Hautarzt.

Zum Frühstück gibt es nur ein Apfelmüsli mit Schokohafermilch. Da weiß ich, dass ich es gut vertrage und es auch lange satt hält. Dazu eine Tasse Kaffee. Ich nehme ab heute nur noch die kleine Thermoskanne mit Kaffee mit ins Geschäft, das ständige Wegschütten wird sonst zu teuer.

Das Verkehrschaos ist heute Morgen noch schlimmer als sonst, überall sind Umleitungen eingerichtet. Zum Glück parke ich weit draußen und laufe den Rest des Weges. So komme ich pünktlich.

Die Hautfleckenkontrolle ergibt, dass alles in Ordnung ist – sehr schön. Interessant war allerdings die Untersuchung:

Der erste Fleck, der unter Dauerbeobachtung steht – der mit der bizarren Form – ist unverändert. Die Art des Randes ist laut Arzt eigentlich ein Zeichen erhöhter Gefahr, aber ab und zu ist wie bei meinem Fleck kein Anzeichen einer Änderung erkennbar.

Der zweite Fleck bildet sich laut Vergleichsbild gerade zurück. Das ist laut Arzt nicht unbedingt ein gutes Zeichen, da jede Veränderung gefährlich werden kann. Aber bei meinem Fleck ist alles in Ordnung, er zieht sich einfach nur langsam zurück.

Den dritten Fleck auf dem Rücken kann die Assistentin zunächst nicht identifizieren, weil ein markanter kleiner dunkler Fleck, den man auf dem alten Bild in der Nähe sieht, offensichtlich seit der letzten Untersuchung einfach verschwunden ist. Sie fragt mich sogar, ob einer entfernt wurde, aber an dieser Stelle war noch keine Operation. Schließlich findet sie den Fleck, der untersucht werden soll. Auch der ist dieses Mal ein bisschen heller.

Auf dem Weg zur Arbeit ist mir dann wesentlich wohler. So eine Untersuchung ist immer ein komisches Gefühl, weil man nie weiß, ob nicht doch wieder ein Fleck durchdreht und entfernt werden muss. Da ist man immer gleich ein paar Wochen außer Gefecht, wenn man keine hydrophobe Narbe riskieren will.

Im Laufe des Vormittags verspeise ich dann mein Brot, eine Tomate und eine halbe Gurke. Als Belohnung gibt es einen von meinen veganen Keksen und eine Tasse Kaffee zu Mittag.

Als Fitnessprogramm steht heute zweimal Treppenhaus auf dem Programm. Zusammen mit dem Weg heute Morgen und dem Nachhauseweg nachher komme ich damit auf 400 Stufen. Besser und billiger als auf dem Stepper im Fitnessstudio! Vor dem Marsch in die Apotheke gibt es noch einen Apfel und eine Scheibe Hefezopf. Dazu immer wieder Tee und Mineralwasser.

Gegen Abend bekomme ich dann doch etwas Hunger, aber ich muss bis achtzehn Uhr durchhalten.

Auf dem Heimweg herrscht dann wieder mal ein unglaubliches Verkehrschaos, wahrscheinlich ist gerade wieder eine Messe zu Ende. Zu Hause wärme ich dann den Rest des Gemüses auf, wieder um Erbsen erweitert. Dazu gibt es einen Teil vom Rest des Lupinengeschnetzelten. Das schmeckt mir heute noch besser als gestern.

Nach dem Duschen – Hautarztbesuche sind immer etwas eklig – ist gerade noch Zeit, die Verpflegung für morgen vorzubereiten, dann wird es Zeit.

Morgen muss ich noch mal früh raus, weil ich auch früh wieder weg muss, um meine Hörschutzstöpsel abzuholen. Die sind heute endlich beim Akustiker eingetroffen.

Tag 15: Die acht Nahrungsgruppen

Heute Morgen muss ich mal wieder Marmeladebrot essen, damit das Brot und die Marmelade endlich wegkommen. Aber schon um acht Uhr habe ich wieder Hunger. Deshalb gibt es im Büro den ersten Teil des Obstmüslis (Orange, Banane, Apfel) schon gegen halb neun.

Mittags dann eine Tomate und etwas Gurke mit einer Scheibe Brot und Meersalz. Der vorletzte Keks und der Rest des Obstes müssen auch noch dran glauben. Ansonsten ist es ein ganz normaler Arbeitstag ohne besondere Vorkommnisse.

Am Abend kaufe ich wieder mal ein. Dabei entdecke ich endlich das Pfeilwurzelmehl und auch ein Schoko- bzw. Vanilledessert aus Reismilch. Dann gibt es so was also doch.

Auch beim Bio-Obst schlage ich zu: Bananen, eine Grapefruit, Kiwis und eine Avocado. Dazu noch Tomaten und ich bin wieder ein paar Tage mit frischer Ware versorgt.

»Nimmst Du auch genug Proteine zu dir?« ist wohl die häufigste Frage, die man als Anhänger einer veganen Ernährungsweise gestellt bekommt. Diese Frage musste auch ich heute zum wiederholten Male beantworten. Ich kontere inzwischen immer mit der Erklärung, die LeAnne Campbell in ihrem Buch [7] so schön zusammengefasst hat.

Im Prinzip gibt es nur drei Bestandteile in unserer Nahrung, die wir ernährungsphysiologisch unterscheiden müssen: Kohlenhydrate (Zucker und Stärke), Fette und Proteine (Eiweiße). Die Proteine sind aus vielen Einzelteilen zusammengesetzt, den sogenannten Aminosäuren. Davon gibt es etwa zwanzig, die für uns lebensnotwendig sind.

Die große Angst aller Nichtveganer ist nun, dass Veganer nicht genügend Protein und damit zu wenig Aminosäuren aufnehmen. Aber auch Pflanzen enthalten alle Aminosäuren, die wir benötigen.

Nur sind nicht in jeder Pflanze alle Aminosäuren gleichzeitig enthalten. Um rundum versorgt zu sein, müssen wir also pflanzliche Nahrungsmittel kombinieren.

Dabei hilft ein einfaches Schema. Wenn man sich die folgenden acht Nahrungsgruppen einprägt und darauf achtet, dass man im Laufe der Woche von jeder Gruppe ausreichend zu sich nimmt, so haben wir alle Aminosäuren aufgenommen, die unser Körper für den Aufbau der körpereigenen Proteine benötigt.

Die acht Nahrungsgruppen sind: Früchte, Getreide, Wurzeln, Blätter, Blüten, Hülsenfrüchte, Nüsse und Pilze. Es ist dabei nicht notwendig, dass alle Nahrungsgruppen in jeder Mahlzeit vertreten sind, aber im Laufe mehrerer Tage sollte man von jeder Gruppe ein paar Mitglieder verspeist haben.

Ich gehe also heute mit gutem Beispiel voran und mache mir zum Essen Zucchiniwürfel mit Tomaten und dazu ein paar Nudeln und den letzten Rest Lupinengeschnetzeltes. Dazu kommen noch ein paar Kidneybohnen und Champignons. Alles wird gut gewürzt und passt prima zusammen.

Durch den Einkauf und das Kochen ist es schnell spät geworden, außerdem sind Gewitter angesagt, so dass mein geplanter Lauf dann doch ausfällt. Schließlich bin ich heute schon einmal in einen Regenschauer geraten und es gibt auch zu Hause noch genug zu tun.

Tag 16: Halbzeit

Wow, heute ist bereits Halbzeit meines Experimentes. Deshalb messe ich mich heute Morgen als Erstes. Leider hat sich das Abnehmen rapide verlangsamt, ich bin jetzt bei 93,2 Kilogramm, also nur ein halbes Kilogramm weniger als vor einer Woche. Hoffentlich bin ich nicht schon an der Stelle angelangt, wo das Abnehmen bei jedem Versuch eine längere Pause einlegt.

Auch der Bauchumfang ist mit jetzt wirklichen 101 Zentimetern nicht viel geschmolzen. Der Körperfettanteil liegt unverändert bei 28,3 Prozent.

Ich gelte mit einem BMI von jetzt 26,7 immer noch als übergewichtig, aber wenigstens stimmt die Richtung noch.

Dass sich nicht mehr getan hat, liegt sicher auch daran, dass ich in der letzten Woche nicht viel gelaufen bin. Aber es ist ziemlich schwer, unter der Woche neben Vollzeitarbeit und Kochen auch noch Zeit zum Nordic Walking zu finden. Außerdem stand ja der Arztbesuch auf dem Programm. Aber die nächsten Tage muss sich das wieder ändern!

Überrascht hat mich dann der Blutdruck. Ich messe 128/73, und das vor der Tabletteneinnahme. Eine zweite Messung bestätigt den Wert. Ich beschließe, heute wieder nur eine halbe Tablette zu nehmen. Mal sehen, wie es dann heute Abend aussieht.

Für heute Mittag habe ich ein richtiges Schlemmermenü vorgesehen. Ich packe ein: Banane, Orange, Kiwi, Apfel, Hefezopf, Brot, Hafermilch,

Kaffee und Müsli. Deshalb gibt es heute Morgen zum Frühstück nur eine kleine Schale Müsli.

Mittags bereite ich einen leckeren Obstsalat zu, bei dem zwei Kollegen fast die Augen herausfallen. Einer der beiden Kollegen hat übrigens noch vor Kurzem in der Küche gejammert: »*Immer diese Wurscht, i kann's nimmer seh'n! Aber i kann ja net scho widder Müsli esse', des habbe erscht heut morge g'het.*« Da wir von zehn bis halb eins ein Meeting hatten – wie immer auf diesen unsäglich unbequemen Stühlen – schleicht sich heute K. wieder heran. Mit einem kleinen Espresso wird es aber besiegt.

Abends komme ich erst nach achtzehn Uhr nach Hause und improvisiere ein kleines Essen: die restlichen Nudeln, einen fertig gekauften Gemüsebratling – ausdrücklich vegan, allerdings mit dem Zubereitungstipp, ihn doch mit Käse zu überbacken!? Dazu Salat von einer fertig gegarten Roten Bete, schmeckt lecker und macht satt.

Dann noch mal Blutdruck messen. Komisch, immer noch 132/80, obwohl ich doch heute die Dosierung halbiert habe. Entweder ist das eine sehr herzschonende Wetterlage oder ich reagiere auf die Umstellung.

Ich werde jetzt aus Interesse mal jeden Morgen und Abend messen. Dann habe ich auch genug Material für meinen Arztbesuch nächsten Monat.

Wäre schon toll, wenn ich die Tabletten wieder loswerden könnte!

Tag 17: Brot und Tofu

Jetzt weiß ich es sicher. Ein Brot zum Frühstück sättigt überhaupt nicht. Ich nasche bereits um neun Uhr von meinem Obstsalatmüsli im Geschäft.

Das Brot, das ich jahrelang zum ersten und zweiten Frühstück, zu Mittag und nachmittags in mich hineingestopft habe, schmeckt mir nicht mehr und tat mir wahrscheinlich schon lange nicht mehr gut.

Gegen halb elf überkommt mich eine Müdigkeit und eine ungewohnte Art K. Ein Blick in den Spiegel offenbart dunkle Augenringe. Erst um die Mittagszeit bessert sich das wieder.

Womöglich sind das die Auswirkungen des Betablockers. Wenn das so weiter geht, muss ich wirklich die Dosis dauerhaft reduzieren. Ansonsten war tagsüber ziemlich Routine angesagt, der Blutdruck war morgens und abends normal.

Ich bin zum Glück früh nach Hause gekommen und habe aus einer Roten Bete, einer halben Zucchini und dem zweiten noch verbliebenen Gemüsebratling zwei optisch ansprechende Türme gebaut: Bratling halbieren, Zucchini und Rote Bete in dicke Scheiben schneiden, Zucchini und Bratlinge anbraten. Dann Bratling als Grundträger mit etwas Tomatenmark als Ketchupersatz bestreichen und dann abwechselnd Zucchini und Rote-Bete-Scheiben draufstapeln. Das Ganze mit einem Deckel aus Tahin versehen und mit frischer Petersilie dekorieren.

Sieht gut aus, schmeckt durchschnittlich gut und muss zum Essen dann wieder auseinander gebaut werden ...

Doch schon bald springt mein Tofusensor wieder an. Ein Blick auf die Zutatenliste zeigt tatsächlich, dass Sojakleie in den Dingern war. Naja, dann weiche ich eben in Zukunft auf Lupinen aus, die schmecken sogar besser.

Nach dem Essen war noch genug Zeit, eine Runde zu walken, obwohl es genieselt hat. Insgesamt war ich weit über eine Stunde unterwegs. Im Laufe des Tages kamen so über 13.000 Schritte zusammen. Nach dem Lauf messe ich 127/73.

Zur Belohnung gibt es noch eine halbe Banane, eine Scheibe Hefezopf, einen Espresso und dazu zum Testen ein Schoko-Reis-Dessert. Es ist klein, süß-schokoladig und lecker.

Tag 18: Backwahn mit Auslauf

Es ist Samstag. Beim Frühstück komme ich endlich dazu, eine andere Mandelmilch zu testen, die schon den ganzen Monat bereitsteht.

Sie schmeckt sehr gut und eignet sich für Müsli – heute mit Apfel und Banane – und im Kaffee. Sie scheint mir auch dickflüssiger als Reismilch, sodass sie vielleicht wirklich für Pudding geeignet ist.

Nach dem Frühstück lege ich sofort los mit dem Backen. Ich mache insgesamt vier verschiedene Arten Haferkekse. Als Erstes eine Serie mit Kokosraspel und Agavendicksaft. Die Zweiten sind Standardkekse mit Rosinen. Bei den Dritten ersetze ich zwanzig Gramm der Haferflocken durch gepoppten Amaranth und nehme zur Hälfte Vanillezucker. Die letzten Kekse werden Schokokekse, indem ich zwei Teelöffel Kakaopulver untermische.

Als Ei-Alternative verwende ich jeweils einen Esslöffel Flüssigkeit (Wasser oder Mandelmilch), zwei Esslöffel Pfeilwurzelstärke und einen Teelöffel Backpulver. Dazu eventuell etwas Kurkuma.

Beim Backen gibt es keine Probleme, die Kekse werden kross und locker und halten zusammen. Testen kann ich sie erst zum Kaffee, nachdem sie ausgekühlt sind.

Nebenher laufen noch zwei Maschinen Wäsche, außerdem entkalke ich noch die Waschmaschine. Dann wird es höchste Zeit zu kochen.

Es gibt wieder mal eine Premiere: Hartweizenbulgur. Laut Packung benötigt man pro Person nur vierzig Gramm. Und wirklich, diese Menge reicht aus. Man übergießt den Bulgur mit kochendem Wasser, lässt ihn zwei Minuten weiter kochen und dann eine Viertelstunde quellen. Danach sieht die Masse aus wie eine grobe gebrannte Grießsuppe.

In der Zwischenzeit würfle ich eine Rote Bete und eine halbe Zucchini, brate alles in einer Pfanne an und gebe schließlich den Bulgur dazu. Gewürzt mit Pfeffer und Chili sowie etwas Gemüsebrühe wird das alles ein leckeres Tellergericht.

Ich vermute, dass sich Bulgur auch eignet, um kalt über Obstsalat verspeist zu werden. Das muss ich bei Gelegenheit mal ausprobieren.

Heute macht das Wetter mit. Es sind sonnige achtzehn Grad bei strahlend blauem Himmel. Deshalb schnappe ich meine Stöcke und mache mich auf den Weg. Ich entschließe mich, heute die große Runde zu gehen. Das macht dann am Ende 12.000 Schritte und 76 Stockwerke. Danach bin ich etwas geschafft.

Dann gibt es endlich Kaffee und Testkekse. Die Kokoskekse sind eine Enttäuschung. Sie schmecken nicht nach Kokos, sondern fast erdig. Die Standardkekse sind gut und nicht mehr so süß wie beim letzten Mal. Die Amaranthkekse sind wunderbar leicht mit einem leicht anderen Geschmack und die Schokokekse sind schön dunkel und schmecken wirklich nach Kakao.

Den Rest des Tages verbringe ich mit Aufräumen, Abspülen und Blumengießen. Außerdem setze ich einen Orchideenableger in einen eigenen Topf.

Abends gibt es dann nur ein Brot und meinen Tomate-Gurke-Standardteller. Später zu einem Apfel probiere ich dann noch das Vanille-Reismilchdessert. Kurz gesagt: nicht empfehlenswert.

Vielleicht war es nicht kühl genug, aber es schmeckte wie Vanillemilch mit zu viel Pfeilwurzelstärke drin, was es wahrscheinlich auch war.

Morgen geht es wieder auf zu einem elterlichen Besuch. Ich bereite noch alle Mitbringsel vor, damit ich morgen früh schnell aufbrechen kann.

Tag 19: Wieder auf Besuch

Ich bin früh auf und frühstücke nur eine halbe Banane, die Reste von den Testkeksen und eine Tasse Kaffee mit Mandelmilch. Vorher schnell noch wiegen. Zunächst bin ich enttäuscht, als ich statt Komma-Drei nun Komma-Fünf sehe. Erst als ich schon wieder von der Waage runter bin, fällt mir auf, dass sich ja vor dem Komma auch was geändert hat. Also schnell noch mal nachwiegen.

Tatsächlich, die Waage zeigt wirklich 92,5 Kilogramm und auch einen Prozentpunkt weniger Körperfett an – hurra!

Dann packe ich alles ins Auto und auf geht es wieder mal ins Veganerparadies. Hier blüht inzwischen auf der Terrasse eine echte rote Lupine. Aus dieser Art wird auch Geschnetzeltes hergestellt.

Für das Mittagessen muss einiges geschnippelt werden. Wir verarbeiten drei Auberginen, eine Paprika, viele Kräuter und Tomatenstücke. Dazu gibt es wieder Nudeln ohne Ei. Insgesamt ein schönes veganes mediterranes Nudelgericht. Ein Obstsalat zum Nachtisch rundet das Ganze ab.

Bis zum Nachmittagskaffee wird dann gefachsimpelt und auch auf Kuhmilch und weniger verständnisvolle Mitbürger geschimpft.

Für den Kaffee habe ich von jeder Keksart drei Stück mitgebracht. Sie werden alle als essbar bewertet und die Beliebtheit stimmt mit meiner Bewertung überein.

Nach dem Spülen und einigen anderen Arbeiten im Haus machen wir einen leckeren Rohkostsalat mit Tomaten, Gurken, Radieschen sowie rotem und weißem Rettich, dazu Vollkornbrot.

Einige Abtrünnige laden sich noch Leberwurst aufs Brot – *»Damit die auch wegkommt«*.

Dann mache ich einen Fehler. Ich schlage vor, noch einen Hefezopf zu backen. Damit ist der Rest des Abends verplant, denn aus einem Hefezopf werden zwei und dann folgt noch ein Amaranth-Rührkuchen.

Die Hefezöpfe werden preisverdächtige Riesenzöpfe. Dieses Rezept benötigt wirklich kein Ei! Beim Rezept für den Amaranthkuchen werden Sojamehl und Mineralwasser als Ei-Alternative verwendet.

Da wir eine lange Kastenform verwenden, wird der Kuchen etwas flacher als geplant, was dem Geschmack aber keinen Abbruch tun sollte. Ich kann es schon kaum mehr erwarten, bis morgen früh endlich alles ausgekühlt ist und probiert werden kann.

Nachtrag: Wir haben beides noch am späten Abend probiert – Mmmmmh!

Tag 20: Ein veganer Schwabe

Und wieder wurde ein fabelhaftes Frühstück vorbereitet. Es gibt Obstsalat – diesmal sogar mit einer Avocado. Dazu Mandeln, Mandelmilch, Hefezopf, Kaffee, Orangensaft und vieles mehr.

Nach dem Frühstück testen wir etwas, was ich schon lange ausprobieren wollte: Spätzle ohne Eier, denn heute soll es Linsen und Spätzle geben. Zu Grieß und Mehl kommt Pfeilwurzelmehl und Mineralwasser, dazu etwas Salz und Kurkuma für die Farbe. Der Teig wirkt genauso zäh und klebrig, wie ein guter Spätzleteig aussehen soll.

Für die Linsen braten wir Zwiebeln, bestäuben sie mit etwas Mehl und löschen mit den Linsen ab. Dazu kommen noch Salz und Essig.

Bis zum Mittag ist noch etwas Zeit und die nutzen wir zunächst, um eine Bestellung beim Früchteversand aufzugeben. Dabei entdecken wir auch Lupinenkaffee, von dem wir spontan eine Packung mitbestellen.

Da das Wetter noch gut aussieht, machen wir uns gemeinsam auf, um eine Runde zu walken. Das Ganze dauert eine knappe Stunde und wir vergleichen dabei unsere Schrittzähler. Am Ende kommen wir auf fast exakt die gleiche Wegstrecke von fünf Kilometern.

Dann wird es spannend. Für das Mittagessen müssen die Spätzle noch durch die Spätzlepresse gedrückt und dann gekocht werden. Hier wird es zum ersten Mal etwas aufwendiger.

Für mich als Veganer wird ein extra Topf benötigt, denn es gibt für die Normalos – in Fachkreisen auch Allesfresser oder Omnivore genannt – Nudeln mit Eiern in einem größeren Topf.

Der dritte Topf enthält die Linsen und im vierten Topf werden ein paar Saitenwürstle für die Normalos erwärmt.

Die Spätzle sehen aus wie normale Spätzle mit Ei, nur die Farbe ist durch das Kurkuma verräterisch intensiv. Aber sie schmecken spitze! Sie sind genauso bissfest, dabei aber erheblich leichter im Magen. Ich esse zwei große Teller Linsen und Spätzle und vermisse die Würstle dazu nur ein ganz kleines bisschen.

Nach dem Essen wird gepackt. Ich werde wieder mit allem Lebensnotwendigen ausgerüstet, von der Extrapackung Lupinengeschnetzeltes über Linsen und Veganerspätzle für morgen, Hafermilch, Gemüse, Äpfel bis zum Bioessig und der obligatorischen Flasche Saft, wie immer heimlich versteckt.

Wieder zu Hause gibt es dann Kaffee, einen Keks, eine Scheibe vom neuen Hefezopf und eine Scheibe vom Amaranthkuchen.

Die nächsten Stunden verbringe ich damit, unzählige Updates auf dem Computer zu installieren. Es scheint, dass jedes Programm in neuer Version vorliegt: Betriebssystem, Virenscanner und verschiedenste Tools.

Für das Abendessen mache ich einen Rohkostsalat, heute mit Tomate, Gurke, Radieschen, Rettich.

Dazu teste ich eines von den Sojawürstchen, die ich anfangs des Monats auf Vorrat gekauft habe. Sie sind aber nicht linsentauglich, da sie als Bratwürste getunt sind. Die Wurst schmeckt zwar nicht schlecht, aber es ist etwas seltsam, so eine Pseudowurst zu essen. Es passt irgendwie nicht. Da verzichtet man auf Fleisch und isst dann Dinge, die so tun, als seien sie Fleisch!? Zum Glück vertrage ich wenigstens das Soja in der Wurst.

Später gelüstet es mich dann doch noch nach Obstsalat, dazu noch einen kleinen Keks und ein Scheibchen Rührkuchen. Damit ist dann ein erfolgreicher Schlemmertag zu Ende.

Tag 21: Voll auf Empfang

Heute früh bin ich wieder ganz ohne Wecker kurz vor halb sechs aufgewacht. Ich fühle mich fit und es gibt mein neues Lieblingsfrühstück: Obstsalat und dazu eine Scheibe Hefezopf, einen Keks und eine Tasse Kaffee.

Das klingt vielleicht langsam langweilig, aber ich finde es einfach lecker und für mich ist es nicht langweilig. Den Kaffee mache ich jetzt übrigens viel schwächer, dann schmeckt er mir besser.

Der Blutdruck ist heute wieder etwas höher. Schweren Herzens nehme ich eine ganze Tablette.

Auch im Geschäft bin ich noch gut versorgt mit Kuchen, Keksen und dem Rest vom Obstsalat samt Maisflakes. Nachmittags gibt es dann noch eine Banane und einen letzten Keks. Dabei fällt mir auf, dass gestern, am Pfingst-*Montag* K. völlig fehlte. Und auch heute, an einem typischen ›gefühlten Montag‹ ist der Kopf völlig frei, toll!

Abends suche ich dann im Supermarkt vergeblich nach veganen Saitenwürstle. Es gibt zwar tonnenweise falschen Wurstaufschnitt aus Tofu und Falafel-Bällchen von drei verschiedenen Herstellern, aber als Wurst gibt es nur die gefälschte Bratwurst, die ich schon habe. Schade, dann gibt es heute Abend wieder Linsen ohne Würstle.

Die restlichen Veganerspätzle von gestern brate ich in der Pfanne leicht an. Erstaunlicherweise sind sie nicht zusammengeklebt, sondern lassen sich praktisch einzeln aus der Tüte nehmen.

Und sie schmecken auch angebraten wunderbar, ich lasse mich sogar zu dem Kommentar »*besser als das Original*« hinreißen.

Die Linsen habe ich mit Essig, Wasser und etwas Kartoffelmehl leicht gestreckt, so dass mehr als genug zum Essen da ist.

Dann gibt es heute noch eine Spezialaufgabe zu erledigen. Ich will die LNBs an meiner Satellitenschüssel wechseln, die durch die Sonneneinstrahlung und den letzten Winter leicht defekt sind. Natürlich läuft das nicht ohne Probleme ab.

Erst sind die Aufnahmen der neuen LNBs zwei Millimeter schmaler, so dass mein selbst gebastelter Adapter für Multifeedempfang nicht mehr passt. Dann hat sich auch noch in einem Kabel Feuchtigkeit festgesetzt, so dass ich es kürzen und den Stecker neu anbringen muss. Also wird zuerst gefeilt und dann geschnitten und schließlich alles neu justiert.

Der Lohn der Mühe: Bei meinen geliebten englischen BBC-Sendern habe ich statt früher zwanzig Prozent jetzt etwa sechzig Prozent Systemreserve. Das sollte auch beim nächsten Starkregen noch genügen.

Die ganze Aktion dauert fast zwei Stunden, aber gegen acht Uhr ist es geschafft. Da ist dann halt keine Zeit mehr für Walken oder so, schade.

Nach dem Duschen noch mal Blutdruck messen: 127/75, unglaublich! Ich bin echt gespannt, was der Herr Doktor das nächste Mal misst.

Zur Belohnung gibt es ein Stückchen Reismilchschokolade, und zwar wirklich nur eins, das reicht völlig aus.

Die Tafel Reismilchschokolade ist zwar mit über zwei Euro ziemlich teuer, aber sie schmeckt wirklich ausgezeichnet. Und wenn man ein Stück davon langsam im Mund schmelzen lässt, ist das Verlangen nach etwas Süßem wieder gestillt.

Dann muss ich doch tatsächlich schon wieder alles für morgen vorbereiten. Die Tage rasen zurzeit wirklich dahin.

Tag 22: Blutdruck im Keller

Auch heute wache ich pünktlich ohne Wecker um fünf Uhr vierzig auf. Zum Frühstück gibt es heute Haferflocken, und zwar erstmals mit Orangensaft. Schmeckt ungewohnt, aber nicht schlecht.

Für die Arbeit habe ich neben Orange, Banane und Apfel unter anderem noch dabei: Brot, Tomate, ein Stück Gurke, roten und weißen Rettich sowie zwei Radieschen. Außerdem noch Rührkuchen, Hefezopf und natürlich Wasser für den Tee und eine Tasse Kaffee. Bis zum frühen Nachmittag ist dann auch alles weggeputzt und ich esse noch zwei getrocknete Zwetschgen als süßen Imbiss.

Seit heute habe ich auch ein Gläschen Dillspitzen für die Gurken in meinem Schreibtisch deponiert – was für ein Luxus. Das Meersalz habe ich schon letzte Woche gebunkert.

Über Mittag bin ich zu Fuß unterwegs, denn ich muss zur Post und zur Bank. Es weht ein eisiger Wind und es ist kalt. Auf dem Heimweg zeigt das Thermometer nicht mal zehn Grad – und das Ende Mai. Da ist es kein Wunder, wenn man sich etwas matschig im Kopf fühlt.

Zu Hause angekommen stelle ich erst mal den Dampfgarer mit Kartoffeln auf, denn heute ist wieder mal Premiere. Es soll Kartoffeln und Rosenkohl geben. Auf Rosenkohl habe ich gestern ganz plötzlich Lust bekommen, also habe ich eine Portion tiefgekühlten Rosenkohl gekauft.

Aber Vorsicht! Die meisten tiefgekühlten Gemüse im Supermarkt waren ›Rahmgemüse‹, also mit einem Milchprodukt. Man muss also sogar bei so etwas einfachem wie stinknormalem Gemüse genau auf den Inhalt achten.

Ich habe also eine Packung mit reinem Rosenkohl gefunden, 450 Gramm für 99 Cent, wie viel davon wohl der Bauer noch abbekommt?

Nachdem also die Kartoffeln bereits seit zwanzig Minuten unter Dampf stehen, gebe ich ein Dutzend Röschen in die zweite Dampfschale und lasse sie so auftauen.

Bis alles fertig ist, kann ich schnell noch messen: 124/80, und das nach Arbeit, stressiger Heimfahrt und Essensvorbereitung, nicht schlecht!

Nach weiteren zwanzig Minuten – inzwischen habe ich auch eine Sojabratwurst der Länge nach halbiert und angebraten – gebe ich den Rosenkohl mit in die Pfanne, um die Röschen auch noch leicht anzubraten. Ganz zum Schluss gebe ich etwas weißes Mandel-Mus auf den Rosenkohl.

Wenn man alles erst auf dem Teller mit Meersalz aus der Mühle würzt, spart man auch noch Salz, von dem wir sowieso viel zu viel zu uns nehmen. Statt Soße kommen auf die Kartoffeln ein paar Margarinestückchen.

Mein Fantasiegericht schmeckt urig-erdig und richtig gut. Ich bin stolz auf meine Eigenkreation, besonders weil in keinem meiner veganen Kochbücher ein Rezept mit Rosenkohl zu finden war.

Bevor ich die Küche aufräume, will ich noch die Nachrichten hören, aber dabei schlafe ich doch tatsächlich auf der Couch eine halbe Stunde ein, wie peinlich.

Aus Interesse messe ich anschließend noch einmal, jetzt bin ich bei 121/70, wirklich! Ich mache schnell einen Espresso.

Den ganzen Tag war mir im Magen übrigens nicht ganz wohl. Ich verdächtige die Soja-Reis-Milch aus dem Supermarkt: Soja und billig gleich verdächtig. Ich ärgere mich so sehr darüber, dass ich den ganzen Rest der Sojamilch in den Ausguss schütte, das war es dann mit Sojamilch. Jetzt habe ich nur noch Hafer-, Mandel- und Reismilch im Haus und das soll auch so bleiben.

Schade, dass es durch meine Schlafaktion schon so spät ist, jetzt bleibt keine Zeit mehr für Sport. Aber draußen ist es heute auch wirklich viel zu ungemütlich. Ich bereite noch das Essen für morgen vor, spüle ab und verabschiede mich ins Bett.

Mann, wäre das schön, wenn der Blutdruck dauerhaft so niedrig bliebe.

Tag 23: Hochs und Tiefs

Heute Morgen gibt es ein Hafermüsli mit Vanillehafermilch und eine Scheibe Hefezopf mit Marmelade, dazu eine Tasse Kaffee und eine halbe Tablette. Ich habe zwar 137/80 gemessen, aber ich möchte heute nicht schon wieder so ein Elf-Uhr-Loch erleben wie die letzten Tage.

Für mittags habe ich noch mal einen Tomate-Gurke-Radieschen-Rettich-Mix dabei und für zwischendurch eine Kiwi und Äpfel nebst Müsli und Vanillemilch. Speziell die Kombination Kiwi und Vanillehafermilch passt wunderbar und schmeckt köstlich. Dazu gibt es wie immer grünen Tee und nachmittags eine Tasse Kaffee mit Hefezopf.

In der Mittagspause probiere ich noch ein paar Fitnessübungen aus, die man zum großen Teil auch auf einem Stuhl ausführen kann.

Außerdem laufe ich nach dem Essen wieder drei Mal das komplette Treppenhaus auf und ab, damit ich wenigstens etwas Bewegung habe. Denn draußen ist so ungemütliches nasskaltes Wetter, dass ich heute Abend wieder nicht laufen werde.

Statt dessen gehe ich einkaufen, und schon beginnt der Supermarktärger wieder. Erst ist die Mandelmilch ausverkauft, und ich kann nur einen Hafermilchvorrat einkaufen. Dann sind die Sojawurst-Wienerle nur noch sechs Tage haltbar.

Schließlich kaufe ich noch eine Packung Sojaknackwürste und bemerke erst zu Hause, dass sie nicht vegan sind, weil der Hersteller meint, zum Sojaeiweiß unbedingt noch Hühnerei-Eiweiß mit hineinmauscheln zu müssen.

In der Obst- und Gemüseabteilung finde ich aber dann Bananen, eine Gurke, Radieschen und Süßkartoffeln aus den USA – bis auf die deutschen Radieschen alles Bioware. Sogar einen Bio-Senf habe ich entdeckt.

Wieder daheim wird es dann wieder besser. Unmittelbar nach dem Einkaufen messe ich 131/81, und das mit einer halben Tablette am Morgen!

Ich kann mich für die dauernde Messerei nur entschuldigen, aber ich möchte die nächsten vierzehn Tage mal eine lückenlose Aufzeichnung meiner Blutdruckwerte und so landen sie halt alle auch in diesem Bericht.

Zum Essen mache ich Röstkartoffeln und dazu eine halbe Sojabratwurst. Als Beilage gibt es eine kleine Dose Erbsen. Aber schon beim Abwasch springt mein Sojadetektor wieder an. Naja, morgen ist die Wurst dann endgültig aufgebraucht und ich bin wieder um eine Erkenntnis reicher.

Als Dessert gibt es wieder ein Stückchen von der Reisschokolade. Diese Tafel ist wirklich ergiebig. Ich esse jetzt schon über eine Woche davon und es ist immer noch über die Hälfte übrig. Da relativiert sich der Preis wieder.

Toll ist, dass das Obst und Gemüse im Gemüsefach so schön frisch bleibt. Meine Grapefruit sieht noch super aus und auch von Rettich und Co. kann ich morgen noch die Reste mitnehmen.

Zum Abschluss des Tages kommt um halb neun auch noch kurz die Sonne raus, um ihr gelbes Licht in einem flachen Winkel auf die Wiesen und Bäume vor meinem Fenster zu werfen. Das sieht richtig malerisch aus.

Nur noch eine Woche, dann geht meine ursprünglich geplante Zeitspanne für das Experiment zu Ende. Aber schon jetzt ist mir klar, dass ich weiterhin auf Milchprodukte verzichten werde. Und auch Fleisch und Eier vermisse ich immer noch nicht.

Im Gegenteil, ich bekomme immer mehr Lust, neue und mir bisher unbekannte pflanzliche Nahrungsmittel auszuprobieren, wie heute zum Beispiel die Süßkartoffeln. Die Dinger sehen wirklich urig aus, wie zu groß geratene Ingwerknollen. Jetzt muss ich nur noch herausfinden, wie man sie am besten zubereitet.

Tag 24: Belohnung am Abend

Und wieder werde ich pünktlich ohne Wecker wach. Es ist erstaunlich, wie gut das diese Woche funktioniert hat. Es gibt ein kleines Toastbrot, etwas Müsli, die obligatorische Tasse Kaffee – sehr lecker mit Vanillehafermilch. Dann wieder messen: 132/82. Ich nehme nur eine halbe Tablette.

Im Geschäft wird es heute gegen Mittag kurz hektisch und ein Anflug K. meldet sich, verschwindet aber sofort wieder. Zum Glück habe ich rechtzeitig meinen Obstsalat samt Keks verspeist. Auch der letzte Tomate-Gurke-...-Teller für diese Woche ist mittags ruck-zuck weggeputzt.

Außerdem war ich noch in dem Supermarkt, der nur einen Steinwurf von meinem Büro entfernt ist. Der hatte glücklicherweise die Mandelmilch und so habe ich vier Liter davon und dazu noch einen Liter Hafermilch in den Kofferraum meines Autos in der Tiefgarage geschleppt. Nächste Woche werde ich dann meinen Vorrat komplettieren, denn die Milch hält bereits bis nächstes Jahr.

In der Mittagspause ist auch wieder etwas Fitness angesagt, heute unter anderem Liegestütze gegen die Wand. Das ist anstrengender, als es klingt und wenig später habe ich schon Muskelkater in den Bauchmuskeln. Nix gewohnt, der Kerl.

Aber immerhin sind unter dem ganzen Fett anscheinend doch noch ein paar Muskeln versteckt, sonst hätte ich ja dort keinen Muskelkater.

Zum Kaffee ist dann auch das letzte Stück Hefezopf verspeist und wenig später ist schon wieder Feierabend.

Heute scheint großes Resteessen zu sein, denn zum Abendessen gibt es die letzten beiden Kartoffeln und das letzte Stück Sojawurst. Nur von der Erbsen-Karotten-Dose habe ich noch mehr Exemplare im Vorrat. Alles wieder wirklich lecker! Ach ja, was ich noch sagen wollte: 135/86.

Als ich nach dem Essen aus dem Fenster schaue, kommt gerade wieder die Sonne heraus, nachdem es den ganzen Nachmittag geregnet hatte und ungemütlich kalt war. Spontan entschließe ich mich, noch eine Runde Nordic Walking zu gehen und ziehe mich um. Ich laufe los, der Sonne entgegen – und das im wahrsten Sinne des Wortes. Der untere Weg am Hausberg liegt am Waldrand und ich habe die Sonne direkt im Gesicht. Man braucht heute zwar die Winterlaufjacke, so kalt ist es, aber die Sonne wärmt, zumindest innerlich.

Ich möchte heute noch 10.000 Schritte und 50 Stockwerke erreichen, was mir auch mühelos gelingt. Nach über einer Stunde haben sich den Tag über insgesamt sogar 14.000 Schritte angesammelt, nicht schlecht.

Nach dem Duschen will ich überprüfen, ob Ausdauersport den Blutdruck senkt. Tut er: 125/74, nach einer halben Tablette morgens!

Als weitere Belohnung nach der Sonnenvorstellung und dem Traumblutdruck gibt es zum Abschluss des Tages noch einen Espresso mit Vanille-Hafermilch sowie einen kleinen Haferkeks.

Dabei ziehen draußen bereits wieder dunkle Regenwolken vorbei, aber das ist mir jetzt egal.

Tag 25: Das Wetter meint es gut

Der Tag beginnt mit einer Enttäuschung. Ich bin zwar pünktlich um sieben Uhr eins aufgewacht, nachdem ich mir vorgenommen habe, um sieben Uhr aufzustehen. Aber ich habe schlecht geträumt von einer erneuten Auflösung der Abteilung und Umfirmierung im Geschäft.

Weil heute schon wieder Samstag ist, stelle ich mich auf die Waage. Die ganze letzte Woche ist kein Gramm Gewicht verschwunden. Auch der Körperfettwert ist exakt gleich.

Zwar haben sich seit der letzten offiziellen Messung die Werte leicht verbessert, aber ich konnte es ja nicht lassen, außerplanmäßig schon mal nachzuwiegen und nun bin ich also nach wie vor bei 92,5 Kilogramm.

Der Blutdruck ist heute Morgen leider höher, daher nehme ich eine ganze Tablette.

Zum Frühstück gibt es nur getoastetes Vollkornbrot, damit der Rest des Brotlaibs endlich wegkommt. Ich wähle Marmelade und Zartbittercreme als Belag.

Dann mache ich mich daran, endlich das Küchenregal aufzuräumen, um für die ganzen neuen Zutaten Platz zu schaffen. Das dauert dann bis gegen elf Uhr. Erst dann gibt es eine halbe Grapefruit als Zwischenmahlzeit.

Mittags gibt es dann eine Portion Bulgur und dazu eine kleine Gemüsepfanne mit einer Paprika und einer halben Zucchini, abgeschmeckt mit Pfeffer und Mandel-Mus.

Die Paprika ist ziemlich süß und verleiht dem Essen eine leicht exotische Note, wirklich gut.

Sofort nach dem Essen starte ich zu einer großen Runde Nordic Walking, solange das Wetter noch einigermaßen sonnig ist. Es soll nämlich im Laufe des Tages noch kälter und regnerisch werden.

Ich bin dann über zwei Stunden unterwegs und habe eine tolle Runde ausgetüftelt. Erst geht es von 370 Höhenmetern auf 460 Meter hoch. Dann wieder hinunter auf 340 Meter. Anschließend steigt die Runde stetig an bis auf 470 Meter.

Mit einer kleinen Extraschleife über eine Zusatzsteigung komme ich so auf 102 Stockwerke meines Schrittzählers. Das Wetter wechselt zwischen windig kalt und sonnig und ich komme bei Sonnenschein wieder nach Hause. Dann geht es ab unter die Dusche.

Als ich aus der Dusche steige, regnet es bereits. Da habe ich wirklich Glück gehabt. Ich wiege schnell noch mal und siehe da, die Waage zeigt jetzt plötzlich 91,8 Kilogramm. Der Wasserverlust durch das Schwitzen macht sich also durchaus bemerkbar.

Zum obligatorischen Kaffee gibt es heute einen bunten Teller bestehend aus einem selbst gemachten Schokokeks, einem Stück Rührkuchen und der letzten Scheibe vom eingefrorenen Hefezopf.

Die Tour war wohl doch ziemlich anstrengend. Ich bekomme trotz Kaffee allmählich leichtes K. Abends messe ich dann 122/71 – na, dann ist es ja kein Wunder.

Ich backe noch ein Brot und ruhe mich eine Weile aus. Zum Abendessen gibt es dann einen bunten Salat mit Tomate und Gurke, dazu eine Scheibe Brot vom eingefrorenen Vorrat, denn das neue backt ja erst noch.

Tag 26: Süßkartoffel und Bratlinge

Heute gibt es zum Frühstück zwei kleine Scheiben von dem frischen Vollkornbrot mit Marmelade und Zartbittercreme. Dazu zwei Tassen Kaffee mit Mandelmilch. Das muss erst mal reichen und als Zwischenmahlzeit habe ich ja noch die halbe Grapefruit. Da ich heute Morgen bei 132/78 bin, nehme ich nur eine halbe Tablette.

Dann ist erst einmal Hausarbeit angesagt: Wäsche waschen und aufhängen, abstauben und die neuen Funksteckdosen anschließen. Dabei verlege ich auch die Stromkabel der Lampen im Regal alle neu, das dauert. Dann wird gespült und weiter geht es mit Kochen. In meinen Rezeptbüchern finde ich leider nichts über Süßkartoffeln, also muss ich vor dem Kochen noch im Internet recherchieren.

Ich finde heraus, dass sich Süßkartoffeln im Prinzip wie normale Kartoffeln verarbeiten lassen. Ich nehme also die größere der beiden und schäle sie. Anschließend schneide ich sie in kleine Würfel. Innen ist die Süßkartoffel orange und die Konsistenz gleicht auch eher der von Karotten, also härter als normale Kartoffeln.

Die Würfel dämpfe ich zehn Minuten im Dampfaufsatz mit meinen neuen Topf. Das klappt gut und in der Zwischenzeit kann ich die halbe Zucchini und eine halbe Paprika ebenfalls klein schneiden und in der Pfanne braten. Dann gebe ich die Süßkartoffelwürfel hinzu. Alles mit Pfeffer, Salz, Chili, Tahin und Erdnuss-Mus abschmecken.

Damit es nicht zu trocken wird, gebe ich etwas von dem Wasser aus dem Dampftopf hinzu, immerhin sind da bestimmt ein paar Mineralstoffe reingewandert. Es schmeckt nicht schlecht, aber ich kann mir vorstellen, dass Süßkartoffeln als Puffer oder Brei noch besser schmecken.

Dann geht es weiter mit der Hausarbeit. Das Bad muss noch geputzt und aufgeräumt werden. Weil es heute noch kälter ist und regnet, habe ich den ganzen Tag kalte Hände und bekomme gegen drei Uhr nachmittags auch leichtes K. Deshalb gibt es einen Kaffee und dazu einen großen Keks und zwei Scheiben Amaranthkuchen.

Dann wird weiter in Bad und Wohnung geputzt. Das schlaucht doch ganz schön und gegen Abend werde ich müde und alles geht langsamer.

Außerdem bekomme ich jetzt Hunger. Da fällt mir ein, dass ich ja noch die Hälfte von dem gestrigen Bulgur im Kühlschrank habe.

In mir reift ein Gedanke: Könnte man nicht statt Grünkernbratlingen genauso gut Bulgurbratlinge machen? Ich probiere es einfach aus. Ein Rezept mit Grünkern ist schnell gefunden und ich wandle es auf Bulgur ab.

Im Prinzip kommt nur eine Mischung aus Johannisbrotkernmehl und etwas Gemüsebrühe in Wasser verrührt zur Bulgurmasse. Dann noch etwas Pfeffer und Salz, ein paar gehackte Mandeln und frische Petersilie. Dann werden die Bratlinge in Olivenöl angebraten.

Die erste Portion zerfällt ziemlich. Also gebe ich in die Restmasse noch die übrige Johannisbrotkernmehlmischung, die inzwischen wie Leim aussieht. Das bindet und die zweite Portion sieht auch wirklich nach Bratlingen aus.

Die zweite Charge Bratlinge kommt für morgen in den Kühlschrank und die erste Portion esse ich mit einem Tomaten-Gurke-Radieschen-Salat. Dazu gibt es einen Bancha-Tee. Das tut gut und die Bratlinge sind schön würzig.

Und dann bringe ich heute noch etwas zustande, was ich nicht geglaubt hätte, hätte man es mir vor einem Monat erzählt: Ich habe abends exakt den gleichen Blutdruck wie morgens (132/78), und das mit einer halben Tablette!

Als Abschluss des Tages mache ich mir eine Stunde später noch einen Espresso mit dem kleinsten Schokokeks, den ich im Beutel finden kann.

So, morgen beginnt die letzte Woche meines Experiments. Bisher habe ich noch kaum Rezepte im Original nachgekocht, kam aber trotzdem ganz gut über die Runden.

Hoffentlich bessert sich das Wetter wieder, denn zurzeit ist es wirklich zu ungemütlich für große Touren. Wenn nicht, muss ich mir endlich ein alternatives Indoor-Sportprogramm ausdenken, vielleicht ein paar Yoga-Übungen oder wieder mal das Trampolin ausmotten.

Tag 27: Kleiner Rückfall

Mein innerer Wecker weckt mich um 5:29 Uhr, schon erstaunlich. Zum Frühstück etwas Mandelmilchmüsli, ein Brot und eine Tasse Kaffee. Wegen 130/79 nehme ich nur eine halbe Tablette. Dann los ins Geschäft.

Heute habe ich die letzte Orange, eine Banane und Äpfel für vormittags. Ich werde zweimal zu einem Kundenmeeting gerufen, indem es um Fehler geht, die ich weder kenne noch verursacht habe. Aber weil sonst auch keiner was weiß, fragt man halt mich. Und pünktlich zur Mittagszeit ist auch das Montags-K. wieder da – Mist.
 Allerdings ist es heute nicht so stark und wird nachmittags wieder besser, aber bis abends spüre ich es immer noch an der rechten Schläfe.

Zum Mittagessen gab es neben dem Rohkostteller heute einen veganen Hamburger. Das heißt, ich habe einfach einen von meinen Bulgurbratlingen zwischen zwei Scheiben Vollkornbrot gelegt.
 Eine Tasse Kaffee und einer meiner Kekse rettet mich über den Nachmittag und dann geht es auch schon wieder nach Hause.

Da ich noch drei Bratlinge und ein Stück Paprika übrig habe, wird wieder improvisiert. Ich mache eine Tomatensoße von einer Dose Tomaten und für den Geschmack wird der Rest Paprika in Stückchen vorher kurz angebraten und kommt dann einfach dazu.

Mit Kräutern und Gewürzen sowie etwas Hafercuisine ist dann alles schnell fertig. Dazu gibt es Vollkorndinkelspirelli. Ich weiß nicht, was andere sagen würden, aber mir schmeckt's.

Da jetzt doch noch die Sonne raus kommt und morgen sehr schlechtes Wetter angesagt ist, gehe ich noch eine Runde walken am Hausberg.

Es werden dann doch anderthalb Stunden, bis schließlich 10.000 Schritte und 50 Stockwerke beisammen sind. Natürlich bin ich wieder viel zu warm angezogen.

Nach dem Duschen messe ich noch mal: ein neuer Rekord – 118/71! Ich mache schnell einen Espresso und zur Stärkung gibt es noch einen Amaranthkeks. Jetzt muss ich nur noch genug Wasser trinken.

Die Idee mit den Bratlingen im Brot heute war wirklich nicht schlecht. Wenn man sie gut würzt, hat man ein kräftiges und sättigendes Pausenbrot – ›home made fast food‹ sozusagen. Ich muss demnächst mal ein paar davon auf Vorrat machen, die lassen sich bestimmt gut einfrieren.

Tag 28: Wieder mal Einkaufen

Heute kann ich es langsam angehen lassen, weil ich abends länger im Geschäft sein werde. Also gibt es heute zwei Scheiben Brot und zwei Tassen Kaffee zum Frühstück. Ich schlecke übrigens immer noch an der 45-Gramm-Probierdose Zartbitteraufstrich rum. Die Zahlen des Tages sind 127/75. Es gibt also wieder nur eine halbe Tablette.

Vor dem Frühstück habe ich schon die Wäsche zusammengelegt und aufgeräumt und auch einen letzten kleinen Pack Soja-Schoko-Milch entdeckt. Den nehme ich mit ins Büro. Dazu gibt es dann eine Banane, einen Apfel, verschiedene Trockenfrüchte, gepufften Reis, Maisflocken, Haferflocken und einen Keks.

Als Bewegungsprogramm in der Mittagspause gibt es drei Mal Treppenhaus. Gerade so, dass ich über 25 Stockwerke komme.

Nachmittags gönne ich mir eine Tasse Kaffee und eine Scheibe Rührkuchen, später dann noch die letzte Tomate, das letzte Stück Gurke und ein paar Radieschen, dazu eine Scheibe Vollkornbrot.

So gestärkt kann ich dann abends wieder mal in den Bioladen. Im Kühlregal entdecke ich Bratwürste und Wienerle, beide aus Seitan – genau was ich gesucht habe. Auch Cocktailwürstle aus Lupinen und Falafel nehme ich mit. Die Falafel-Bällchen sind übrigens aus Bulgur, also fast genau so wie meine selbst erfundenen Bratlinge diese Woche.

Auch bei Obst und Gemüse schlage ich wieder zu: Grapefruit, Bananen, Chicorée, Gurken, Tomaten und Pastinaken füllen den Korb. Dazu noch zum Testen getrocknete Ananasstücke, ein Briefchen Puddingpulver, zwei Mal Margarine und ein Schoko-Reis-Dessert.

Alles passt locker in meinen Weidenkorb und ich bin am Ende 43 Euro los – uff. Aber man gönnt sich ja sonst nichts.

Gegen halb acht bin ich wieder zu Hause. Weil die Tomatensoße von gestern im Kühlschrank Paprikastücke enthält, sollte sie heute noch gegessen werden. Also mache ich sie mir warm und brate auch gleich noch drei von den Lupinencocktailwürstchen an, die sind nämlich wirklich winzig und ich will wissen, wie sie schmecken.

Von den Nudeln gebe ich zwei Handvoll direkt in die Soße und schon kann gegessen werden. Die Tomatensoße ist durch den Paprika wunderbar würzig und die Lupinenwürstchen passen gut dazu und schmecken genau wie das Lupinengeschnetzelte. Was habe ich eigentlich anderes erwartet?

Zum Abschluss noch mal messen und ich bin baff: Nach einer halben Tablette und abendlichem Einkauf bei föhnigem Wetterumschwung komme ich auf 124/69, ohne Sport. Kann das immer noch das Wetter sein? Bin mal gespannt, wie es morgen ist.

Tag 29: Alles normal

Ich habe gelernt, dass mein innerer Wecker auch eine Schlummertaste hat. Nachdem ich heute wieder um halb sechs aufgewacht war, habe ich mir eine halbe Stunde extra gegönnt und bin pünktlich um sechs Uhr wieder zu mir gekommen.

Das Frühstück besteht aus einer Scheibe Brot und einer Tasse Kaffee. Das Müsli wird es mittags geben, denn im Geschäft warten eine Banane, Äpfel und eine Portion Mandel-Reis-Milch, die ich heute probieren will. Ich stecke nur noch schnell zwei Kekse ein. Ach ja: 132/77, halbe Tablette.

Die Reismilch schmeckt übrigens gut und ich vertrage sie problemlos. Auch die Kekse am Nachmittag sind lecker.

Weil morgen Feiertag ist und ich am Freitag frei habe, ist heute der letzte Arbeitstag während des Experiments. Ich mache früh Feierabend. Bereits um vier Uhr bin ich zu Hause.

Die noch übrigen Nudeln vom Vortag friere ich ein. Dann beginne ich, die Karotten und Pastinaken in Scheiben zu schneiden. Ich mache einen Gemüseeintopf. Die Scheiben werden angedünstet und mit etwas Puderzucker leicht karamellisiert. Dann mit Gemüsebrühe ablöschen und alles aufkochen.

Statt Kartoffeln gebe ich heute die in Stücke geschnittene Süßkartoffel dazu, die noch übrig ist. Als Beilage gibt es Lupinen-Cocktailwürstchen und zwei Falafel-Bällchen. Die Bällchen bestehen laut Packung zur Hälfte aus Kichererbsenmehl, der Rest ist Bulgur und Gemüse.

Das Gemüse schmeckt durch die anderen Zutaten natürlich anders als gewohnt, aber auch lecker.

Nach dem Essen scheint es, als ob sich der Regen kurz verzieht und weil für die nächsten Tage noch schlimmeres Wetter vorhergesagt ist, schnappe ich schnell meine Stöcke und ziehe los. Die Falafel-Bällchen haben unangenehme Nachwirkungen, aber ich bin ja im Wald unterwegs. Nur kaufen brauche ich die Dinger nicht mehr.

Unterwegs holt mich ein kleiner Regenschauer ein, der sich jedoch bald wieder verzieht. Aber jetzt sind die Waldwege durch den Regen total aufgeweicht und man versaut sich die Schuhe. Zum Glück habe ich vorsorglich das älteste Paar Laufschuhe angezogen.

Es wird eine kürzere Runde als sonst, da nur die 10.000 Schritte heute noch voll werden müssen. Es ist auch kaum jemand unterwegs, nur ein paar Tussis, die ihre Köter zum Sch... führen.

Für die Statistik: vor dem Lauf 125/70, nach dem Lauf 128/72. Die kurze Runde hat den Blutdruck also nicht noch weiter gesenkt, auch recht. Trotzdem gibt es einen Espresso und einen Keks.

Das war jetzt heute bereits der vierte Tag am Stück mit halber Tablette und noch ist alles im grünen Bereich!

Tag 30: High and Low

Heute ist Feiertag. Ich bin trotzdem um halb acht wach und mache zum Frühstück ein Müsli aus exotischen Trockenfrüchten mit Haferflocken und Hafermilch. Dazu die letzte Scheibe Brot mit Marmelade und einen Darjeeling-Tee.

Da das Gerät heute wieder 129/76 anzeigt, bleibt es bei der halben Tablette.

Dann nehme ich mir die Abstellkammer vor. Sie wird ausgemistet und neu eingeräumt. Das hatte ich schon lange vor.

Auch auf dem Balkon sorge ich etwas für Ordnung. Das Vogelbad wird gereinigt, ist aber bereits zwei Stunden später wieder dreckig, da dauernd Amseln darin baden.

Endlich komme ich auch dazu, die Ritzen zwischen den Steinplatten von Moos und kleinen Pflänzchen zu befreien. Als auch noch ein paar welke Blätter aus den Blumentrögen entfernt sind, sieht alles gleich viel gepflegter aus. Jetzt bräuchte man nur noch das passende Wetter, um sich endlich mal raus zu setzen. Aber heute ist es einfach zu kalt und zu ungemütlich.

Zum Mittagessen gibt es dann ein echtes Highlight. Ich habe ja noch vom Karotten-Pastinaken-Süßkartoffelgemüse von gestern. Davon mache ich die Hälfte warm. In einer Pfanne dämpfe ich dann eine halbe Zucchini in Scheiben und einen halben Chicorée in Streifen an, dazu kommt noch Lupinengeschnetzeltes.

Das Ganze ergibt einen leckeren und bunten Gemüseteller, der durch die Lupinen auch noch würzig schmeckt.

So gestärkt kann ich eine Runde Nordic Walking auf mich nehmen. Das Wetter macht zwar zu Beginn nicht mit, es regnet und ist kalt, aber ich schaffe trotzdem meine 10.000-Zielmarke und bin dazu wieder neunzig Minuten am Hausberg unterwegs. Anschließend noch schnell duschen und danach das Bad aufräumen.

Bis ich zum Kaffeetrinken komme, ist es bereits halb vier und ich habe noch kein K., obwohl ich heute Morgen Tee statt Kaffee getrunken habe. Eine Messung ergibt 116/69 [sic!] – schnell, schnell, eine Tasse Kaffee! Dazu gibt es zwei Kekse.

Ich erhole mich auf dem Sofa und lasse arbeiten. Waschmaschine, Spülmaschine und Brotbackmaschine laufen auf Hochtouren. Das hat aber den unangenehmen Nebeneffekt, dass man eine Stunde später schon wieder auf den Beinen ist, um die Wäsche aufzuhängen, die Spülmaschine auszuräumen und das Brot zu versorgen.

Abends habe ich dann Lust auf eine Grapefruit, die ich wieder halb versteckt unter einem Küchentuch esse, damit sich die Sauerei in Grenzen hält.

Die Dinger spritzen dauernd in alle Richtungen, wenn man sie auslöffelt. Besonders schön sind die Treffer ins Auge!

Beim Essen überlege ich mir eine Mess- und Wiegestrategie für das Ende des Experiments. Wenn ich schon morgen früh messe und mein Ziel nicht erreicht habe, habe ich noch einen Tag Zeit, um nachzubessern. Wenn ich bereits morgen mein Ziel erreicht hätte, wäre es dokumentiert, selbst wenn ich am letzten Tag wieder darüber läge.

Beide Argumente sprechen also dafür, dass ich morgen außer der Reihe eine Messaktion starte. Ich bin schon ganz neugierig auf die Werte.

Die letzte Mahlzeit des Tages besteht aus einer Banane, einem Apfel und einem Schoko-Reis-Dessert am Abend.

Tag 31: Zielgerade

Wirklich unglaublich, heute ist schon der letzte Tag meines Experiments. Und wenn ich heute im Laufe des Tages nicht noch einen Schweinebraten vertilge (wo soll der auch herkommen?), dann habe ich mich wirklich einen Monat lang ohne tierliche Produkte ernährt.

Die erste Aktion heute Morgen ist wiegen. Ich bin bei 91,3 Kilogramm Körpergewicht angelangt. Die Waage zeigt außerdem 26,7 Prozent Körperfett. Absolut gesehen ein Erfolg, trotzdem bin ich etwas traurig, weil noch läppische 300 Gramm bis zu meinem Ziel fehlen. Auch der Bauchumfang ist mit genau 100 Zentimetern noch dreistellig, naja.

Ich esse zum Frühstück eine Scheibe von dem frisch gebackenen Brot und trinke dazu eine Tasse Kaffee. Blutdruck ist mit 135/80 so gut, dass ich bei einer halben Tablette bleibe.

Bereits heute Nacht ist der angekündigte Dauerregen eingetroffen und draußen ist es einfach nur ungemütlich. An eine Runde Laufen ist nicht zu denken. Also muss ich mir ein Indoor-Programm ausdenken.

Als Erstes gebe ich alle erfassten Daten des letzen Monats fein säuberlich in eine Tabelle ein. Mit ein paar Mausklicks lassen sich daraus schöne Kurven von der Entwicklung des Blutdrucks und des Gewichts ausdrucken. Manchmal kommt halt doch der Softwareentwickler in mir durch.

Irgendwie beschleicht mich den ganzen Morgen schon ein Gefühl, welches man vielleicht am ehesten vom letzten Urlaubstag kennt. Irgendwie ist etwas Schönes schon fast wieder vorbei und man kann es weder festhalten noch den Rest genießen.

Aber dann fällt mir ein, dass ich das Experiment ja gar nicht beenden muss. Ich kann doch einfach weiter machen! Das geht bei einem Urlaub nicht.

Jetzt geht es mir wieder besser und ich rolle endlich mal meine Yogamatte aus und lege die DVD ›Yoga für Unbewegliche‹ ein. Blöd ist nur, dass ich bei ein paar Übungen anscheinend selbst für ›Yoga für Unbewegliche‹ zu unbeweglich bin!

Aber es ist ja auch das erste Mal, dass ich diese Übungen probiere. Alles in allem überstehe ich meine Yogastunde ganz gut.

Zum Mittagessen gibt es das gleiche wie gestern, und damit sind sowohl die Zucchini als auch der Chicorée, das Gemüse und das Lupinengeschnetzelte restlos verputzt.

Es regnet immer noch, also beschließe ich, in der Küche ein paar Kuchenrezepte zu testen.

Als Erstes steht ein Apfelkuchen auf dem Plan. Der Teig ist schnell zusammengerührt. Ich mache nur die halbe Portion und lege statt eines Backblechs nur eine Kuchenform mit dem Teig aus. Die Äpfel werden in Spalten geschnitten und einfach darauf gelegt.

Während der Apfelkuchen im Ofen ist, mache ich einen Hefeteig für den veganen Hefezopf. Der ist einfach universell einsetzbar: zum Frühstück mit Marmelade, zum Obstsalat, pur zum Kaffee oder als Pausensnack.

Der Hefeteig muss noch gehen und der Apfelkuchen ist bereits fertig. Also ist noch Zeit für zwei Portionen Haferkekse, der Ofen ist ja gerade warm. Es gibt ein Mal das klassische Rezept und ein Mal die aufgepeppte Kakaovariante.

Sobald die Kekse fertig sind, wird der Hefezopf geflochten und zum zweiten Gehen weggestellt. Junge, Junge, das ist ja richtig stressig! Jetzt schnell das ganze dreckige Geschirr in die Spülmaschine stapeln, dann noch den Zopf in den Ofen schieben und ich kann endlich kurz durchatmen.

Durch die ganze Backerei ist es bereits nach vier Uhr, bis ich den Apfelkuchen mit einer Tasse Kaffee probieren kann. Der Boden ist etwas trocken und auch die Mandelstückchen machen den Kuchen etwas staubig.

Aber er schmeckt trotzdem und ich kann mir vorstellen, dass er – wie im Rezept vorgeschlagen – lauwarm und mit Sojasahne eine bessere Figur macht. Na ja in meinem Fall wohl besser doch ohne die Sojasahne.

Die Kekse dagegen sind sehr schön geworden. Und der Hefezopf ist eine wahre Pracht. Er ist prima aufgegangen und außen haselnussbraun gebacken. Ich kann es kaum erwarten, endlich die erste Scheibe davon zu probieren.

Nachtrag: Inzwischen ist der Hefezopf abgekühlt und ich habe eine Scheibe davon zu der halben Grapefruit heute Abend gegessen: himmlisch! Er ist locker und außen knusprig; süß, aber nicht zu süß.

Die ganze Backaktion hat sich heute richtig gelohnt. Ich bin für die nächsten Tage mit Backwaren versorgt und im Gefrierfach lagert jetzt auch Vorrat für die nächsten Wochen.

Das war also der letzte Tag meines Experiments. Morgen folgt noch die große Abschlussmessung. Ich bin schon richtig gespannt.

Ende – oder Anfang?

Das Experiment ist zu Ende und hier ist nun das offizielle Ergebnis: Endgewicht 91,3 Kilogramm bei 26,7 Prozent Körperfett und 99 Zentimeter Bauchumfang. Das sind 4,7 Kilogramm weniger als noch vor einem Monat, der Körperfettanteil hat sich um 2,7 Prozentpunkte verbessert und ich habe auch vier Zentimeter an Bauchumfang verloren.

Mein Blutdruck ist niedriger als vorher (heute Morgen 132/79), obwohl ich schon seit über einer Woche nur noch eine halbe Tablette täglich nehme.

Ich finde, das kann sich sehen lassen. Ich hätte nie gedacht, dass das in nur einem Monat möglich ist!

Zur Feier des Tages gibt es heute Morgen zum Frühstückskaffee zwei Scheiben frischen Hefezopf mit Marmelade und je einen halben Probierkeks aus der gestrigen Produktion.

In den Kaffee kommt heute Dinkelmilch, eine Premiere. Sie schmeckt sehr gut, eindeutig nach Dinkel und erstaunlich süß, obwohl kein Zucker zugesetzt wurde. Die kommt definitiv auch auf die Merkliste.

Wie schnell dieser Monat doch vorbei war! Obwohl ich diesen Monat so viel Neues probiert und gegessen habe, gibt es doch noch so viel mehr, was ich ausprobieren will.

Ich habe noch kein Gericht mit Hirse gemacht, kein Couscous, die Seitanwürstchen warten darauf, probiert zu werden und es sind noch verschiedene Obstsäfte fürs Müsli im Schrank.

Es gab noch keinen Spinat, keinen Vollkornreis, keine Petersilienwurzeln, keinen Tempeh, keine Muffins, keinen Pudding, keine vegane Pizza mit selbst gemachtem Hefeteig ...

Deshalb ist heute nicht das Ende, sondern der Beginn des nächsten Abschnitts: Ich bleibe vegan!

Ein neues Ziel steht auch schon fest: Endlich mein Idealgewicht erreichen, zumindest einen BMI von 25, was in meinem Fall 87 Kilogramm bedeutet. Dazu sollen noch einmal zwei bis drei Zentimeter Bauchumfang weg.

Da die Sommermonate erst noch kommen, ist dann auch abends mehr Zeit für Walking und es kommt die Zeit der leckeren Salate.

Aber heute ist erst mal die Zeit des leckeren Risottos. Ich verwende für das Risotto Gemüsebrühe und einen Viertelliter Riesling. Einen kleinen Schluck Wein hebe ich auf, um ihn zum Essen zu trinken. Zum Risotto gibt es Grünspargel.

Bevor ich aber anfange zu rühren, kann ich das neueste Buch von Colin Campbell ›Whole‹ aus der Packstation holen, denn es ist gerade angekommen. Eine schöne Belohnung zum Abschluss des Experiments!

Am Nachmittag miste ich meinen Kleiderschrank aus. Dabei muss ich allerdings für den Wein büßen, den es zum Mittagessen gab, ich bekomme nach einer Stunde Kopfschmerzen. Die bessern sich auch nicht durch den Kaffee mit Apfelkuchen, sondern erst zwei Stunden später.

Das war der endgültige Beweis: Ich vertrage keinen Wein mehr. Die letzte Vierteliterflasche wird als Geschenk verwendet, basta.

Abends mache ich mir dann zwei Seitan-Bratwürstchen mit Biosenf und dazu einen Salatteller mit Gurken, Tomaten, Karotten und Radieschen.

Mann, bin ich froh, dass ich jetzt nicht wieder Fleisch essen und Milch trinken muss, sondern einfach vegan weitermachen kann!

Allen, die dem Veganismus kritisch gegenüberstehen, möchte ich meinen Lieblingsspruch von Gorch Fock ans Herz legen: »*Was ich verachten will, das muss ich kennen.*«

Ich habe den veganen Lebensstil kennengelernt und kann ihn nun nicht verachten, denn ich habe seine positiven Auswirkungen am eigenen Körper erleben dürfen!

Für mich steht nun endgültig fest:

»Jetzt esse ich nur noch Pflanzen!«

Zwei Wochen später: Ziel erreicht

Jetzt habe ich es also doch noch geschafft! Schon einen Tag nach dem offiziellen Ende meines Experiments hat die Waage 90,8 Kilogramm angezeigt, damit habe ich mein Ziel also erreicht.

Die erste Woche nach dem Experiment verlief ohne besondere Vorkommnisse. Das Zubereiten der Mahlzeiten geht inzwischen schon fast routiniert von der Hand. Es gab unter anderem zum ersten Mal Hirse, allerdings noch aus dem Kochbeutel. Die Hirse lässt sich auch mit Schokohafermilch als Süßspeise anrichten, mit etwas Obst eine nette Bereicherung des Speiseplans.

Auch eine Pilz-Gemüse-Pfanne habe ich ausprobiert und die Pilze bringen wieder eine völlig neue Geschmacksrichtung ins Essen.

In der zweiten Woche nach dem Experiment stand auch ein Arzttermin an. Da ich wegen der Blutabnahme nüchtern zum Arzt gehe (also ohne zu frühstücken, Alkohol ist eh kein Thema), nutze ich die Zeit. Statt zu frühstücken messe und wiege ich mich noch einmal genau.

Und siehe da, ein neuer Erfolg: Ich habe zum ersten Mal die Schallmauer von 90 Kilogramm nach unten durchbrochen, die Waage zeigt 89,6 Kilogramm bei 25,7 Prozent Körperfett – hurra! Auch der Blutdruck ist mit 137/81 gut.

Beim Arzt bekomme ich zuerst eine FSME-Schutzimpfung verpasst, es war Zeit zum Auffrischen.

Dann erzähle ich dem Arzt von meinem Vegan-Experiment und den Auswirkungen auf Gewicht und Blutdruck. Er zeigt sich interessiert, kontrolliert sorgfältig meine Blutdruckaufzeichnungen mit dem erstaunten Kommentar »*Da liegt ja nicht ein Wert außerhalb des Rahmens*« und schlägt von sich aus vor, es doch mal probehalber ohne Tabletten zu versuchen – natürlich mit einer langsamen Absetzphase und unter Beobachtung.

Ich bin baff! Sechs Wochen nach Beginn meiner Vegantour soll ich die Blutdruckmedikamente probehalber absetzen, unglaublich!

Auch die über sechs Kilogramm Gewichtsabbau bezeichnet er als ›erstaunlich‹, bestätigt mir aber, dass die Gewichtsabnahme verbunden mit der körperlichen Bewegung durchaus einen deutlichen Effekt auf den Blutdruck haben kann.

Zum Thema Veganismus bemerkt er nur, dass man bewusst einer etwaigen Mangelernährung vorbeugen muss.

Ich spreche das Thema Vitamin B12 an und dränge darauf, bei der Blutuntersuchung diesen Wert mit zu bestimmen. Er beruhigt mich mit der Bemerkung, dass der Speicher dafür für mehrere Jahre ausreicht.

Aber ich will ja einen Startwert haben, um später vergleichen zu können. Also geht es nach der Sprechstunde gleich zur Blutabnahme. Es klappt alles, die Vene wird sofort gefunden und ich bekomme kurz darauf das berühmte kleine Pflaster in die Armbeuge.

Dummerweise vergesse ich total meine Pflasterallergie. Das Ergebnis: Als ich eine Stunde später das Pflaster entferne, ist die Einstichstelle praktisch nicht zu finden, aber links und rechts ist die Haut bereits wieder rot und es juckt.

Freunde und Bekannte bestätigen mir übrigens immer wieder, dass man beim Arzt regelrecht um die Bestimmung des B12-Wertes betteln muss, obwohl man sie ohnehin selbst bezahlt. Aber man sollte seinen Wert zumindest einmal kennen.

Zum Frühstücken komme ich also heute erst sehr spät und ich beschließe, die Tablette heute gleich mal wegzulassen. Abends habe ich trotzdem nur einen Blutdruck von 139/79, später dann 134/84, wohlgemerkt ganz ohne Tablette.

Als Belohnung fällt das Aktivprogramm heute aus; kein Walking, kein Yoga, gar nix. Schließlich muss ich mich ja wegen der Impfung schonen, die ich ohne K. überstanden habe, was auch nicht selbstverständlich ist.

Ein paar Tage später sind dann die Ergebnisse da. Insgesamt sieht es gut aus, aber es gibt ein paar Ausreißer. Hier die Ergebnisse im Einzelnen:

Das Cholesterin ist auf traumhafte 158 gefallen. Vor einem Jahr hatte ich noch 199. Das ist sicher eine Auswirkung der pflanzlichen Ernährung.

Auch der Hämoglobinwert, der bei mir schon seit Jahren unterhalb von 14 dahindümpelt, hat sich verbessert. Er liegt jetzt bei 13,6. Vor einem Jahr war er noch bei nur 13,1.

Ich bin auch froh, dass ich das Vitamin B12 bestimmen ließ, denn es hat sich herausgestellt, dass ich mit 171 einen leichten Mangel aufweise.

Da sich so ein Mangel nicht innerhalb weniger Wochen einstellen kann, sondern dafür Jahre nötig sind, ist er also mit Sicherheit *nicht* durch die vegane Ernährung verursacht! Auch der Folsäurewert ist mit 4,3 unterhalb des Sollwertebereichs. Ich habe dann ein Nahrungsergänzungsmittel verschrieben bekommen.

Ansonsten sind die letzten Tage recht positiv verlaufen. Ein kulinarisches Highlight waren die mit Bulgur, Gemüseallerlei und Lupinenfiletstreifen gefüllten Tomaten. Ich habe dazu eine schöne große Tomatensorte namens Ochsenherz verwendet. Das Innere der Tomate habe ich gleich wieder als Füllung verarbeitet.

Auch der Blutdruck verläuft sehr gleichmäßig. Ich nehme jetzt nur noch jeden zweiten Tag eine halbe Tablette und darf dann ab nächster Woche die Medikamente ganz weglassen!

Zwei Monate später: Wieder Student

Jawohl, ich habe es getan: Ich bin wieder Student! Nach langem Überlegen habe ich mich entschlossen, mich für den sechswöchigen Online-Kurs ›Certificate in plant-based nutrition‹ der eCornell-University in Ithaca/New York einzuschreiben.

Der Kurs basiert auf den Erkenntnissen von Professor Campbell, der dort auch gelehrt und geforscht hat. Die Cornell-University bietet als Fortbildung für Ärzte und Ernährungsberater, aber auch für die Allgemeinheit diesen Kurs an.

Die Vorlesungen und das Unterrichtsmaterial werden online zur Verfügung gestellt und man kann auch die Prüfungen online ablegen. Nach einem erfolgreichen Abschluss erhält man dann das ›Certificate‹ als Teilnahmezertifikat.

Der Kurs besteht aus drei Teilen von je zwei Wochen Dauer. Es handelt sich grob gesprochen um die Module ›Theorie der pflanzenbasierten Ernährung‹, ›Wohlstandskrankheiten und ihre Ursachen‹ sowie ›Praxis der Ernährung und Behandlung‹. Im dritten Teil kommen außer Professor Campbell auch andere Mediziner zu Wort.

Die Cornell-Universität gehört übrigens zu den ›Top-Four‹ der amerikanischen Universitäten und hat bereits mehr als vierzig Nobelpreisträger hervorgebracht.

Am dritten Juli geht es dann mit der ersten Einheit los. Ich freue mich schon riesig.

Die Nahrungsergänzungsmittel haben auch gewirkt. Eine Nachuntersuchung hat ergeben, dass der Vitaminmangel inzwischen wieder ausgeglichen ist.

Der Blutdruck ist auch immer noch im grünen Bereich und es fehlen bereits weitere zwei Kilogramm Gewicht. Das Nordic Walking als Sportprogramm habe ich weiter beibehalten.

Zwei Jahre später: Immer noch vegan

Ich bin auch nach über zwei Jahren noch meiner veganen Linie treu.

Natürlich gab es inzwischen einige schwierige Momente und Ausnahmen. Zum Beispiel, wenn man bei der Firmen-Weihnachtsfeier extra auf die Rinderkraftbrühe verzichtet und man dann als Alternative ungefragt eine Käsecremesuppe vorgesetzt bekommt. Aber alles in allem läuft es viel besser als erwartet.

Und nachdem achtzehn Kilogramm Übergewicht weg waren, habe ich auch mein Körpergewicht seitdem konstant unter achtzig Kilogramm gehalten. Der Blutdruck ist auch weiterhin ohne Tabletten im Griff.

Eine weitere Kontrolle der Blut- und Vitaminwerte nach einem Jahr hat gezeigt, dass immer noch alles in Ordnung ist. Ich nehme jetzt weiter regelmäßig das B12- und D-Präparat und ergänze von Zeit zu Zeit mit Folsäure.

Interessant waren auch die Besuche beim Augenarzt und beim Optiker. Meine alte Brille war auf einmal zu stark. Ich brauche jetzt eine halbe Dioptrie auf jeder Seite weniger für die Ferne und komme mit Brille so trotzdem auf 140 Prozent Sehkraft. Der Optiker meinte, dass eine solche Verbesserung auf jeden Fall mit der Gewichtsabnahme und der Blutdruckänderung zusammenhängt.

Die Reaktionen meiner Mitmenschen fallen nach wie vor sehr unterschiedlich aus, wenn sie von meiner veganen Ernährungsweise erfahren.

Einige Wenige zeigen Interesse, Einzelne machen begeistert mit. Und die große Mehrzahl tut etwa zwei Minuten lang interessiert, um dann mit der Bemerkung »*Ich könnte das nicht, dafür schmeckt mir Fleisch/Milch einfach zu gut.*« das Gespräch abzubrechen.

Man fühlt sich eigentlich immer genötigt, sich für seine Entscheidung zu rechtfertigen und steht am Ende als Besserwisser und Missionierer da.

Besonders niederschmetternd war für mich folgendes Erlebnis: Nach meinem Hinweis, dass ich die Ernährung aus gesundheitlichen Gründen umgestellt habe, kam die Antwort »*Ich könnte das ja noch verstehen, wenn man es wegen der Tiere machen würde.*« Was ist daran nicht zu verstehen, wenn man auf seine eigene Gesundheit achtet? Das Gespräch war dann auch ziemlich schnell beendet.

Einkaufen und Kochen sind inzwischen Routine geworden. Ich kenne jetzt die Supermärkte, welche die Hafermilch der Wahl und andere essenzielle Lebensmittel führen.

Natürlich haben sich im Laufe der Zeit einige Lieblingsrezepte herauskristallisiert, die häufiger gekocht werden. Aber ich probiere auch nach wie vor gerne Neues aus.

Nur um Soja und Fleisch-Ersatzprodukte mache ich inzwischen einen großen Bogen. Ich brauche sie wirklich nicht mehr.

Was ich als willkommene Hilfe zu Beginn häufig verwendet habe, schmeckt inzwischen einfach nur noch komisch.

Den Kurs an der eCornell-University habe ich erfolgreich abgeschlossen. Es war mehr Aufwand als erwartet, aber es hat sich gelohnt. Ich habe viel über vollwertige pflanzliche Ernährung und medizinische Zusammenhänge gelernt. Die Kenntnisse lassen sich auch leicht in die Praxis umsetzen.

Ich achte noch mehr auf die richtige abwechslungsreiche Zusammensetzung der Mahlzeiten und bin noch kritischer beim Einkaufen. Man braucht gar nicht in eine Bücherei zu gehen, um einen Nachmittag lang zu lesen. Es reicht, einfach nur einkaufen zu gehen und das Kleingedruckte auf den Rückseiten der Verpackungen zu studieren.

Ich bin auch immer wieder verwundert über die Tatsache, dass ich nach wie vor weder Fleisch noch Käse oder sonstige Milchprodukte vermisse. Es gibt so leckere Pilze und Gemüsevarianten, dass geschmacklich einfach nichts an vollwertige pflanzliche Nahrungsmittel herankommt.

Statt eines Nachworts

Zum Abschluss und als Gedankenanstoß möchte ich hier noch das ins Deutsche übersetzte Skript anführen, das ich während meines Fernstudiums in vollwertiger pflanzlicher Ernährung als Hausarbeit verfasst habe.

Es ging darum, den zerstörerischen Einfluss der intensivierten Landwirtschaft auf die Weltmeere drastisch als Radiowerbespot zu veranschaulichen.

[Der Klang von Wellen und Strand]
[Eine männliche Stimme]

»Aaaah, Ferien, Entspannen am Strand. Dem friedlichen Kommen und Gehen der Ozeanwellen zuschauen und die kleinen Fischerboote vorüberziehen sehen.«

[In den Klang der Wellen mischen sich Schreie]

»Aber wussten Sie, dass knapp unter der Wasseroberfläche ein Kampf stattfindet – ein Kampf auf Leben und Tod? Fische und andere Meeresbewohner sind in akuter Gefahr, auszusterben.«

[Musik wechselt in eine Moll-Tonart]

»Wussten sie, dass wir bereits über neunzig Prozent aller in den Weltmeeren lebenden Fischarten gefangen und ausgerottet haben, nur um sie zu verspeisen? Und die wenigen, die noch übrig sind, finden einen Lebensraum vor, den wir vergiften und mechanisch zerstören.

Erde übersättigt mit Kunstdünger wird von unseren Äckern ins Meer geschwemmt, und zwar elfmal stärker, als es die Natur wieder ausgleichen kann. Dieser Kunstdünger fördert das Algenwachstum.

Diese Algen werden dann von Bakterien verzehrt, die dabei den ganzen Sauerstoff im Wasser verbrauchen und es so für die größeren Tiere praktisch unmöglich machen, zu überleben.«

[Musik spielt weiter]

»Neue Fischereimethoden zerstören den Ozeanboden durch den Einsatz von Schleppnetzen und lassen nur noch eine Unterwasserwüste zurück. Bald wird es den einheimischen traditionellen Fischern nicht mehr möglich sein, mit ihren malerischen Fischerbooten ihren Lebensunterhalt zu verdienen.«

[Musik wechselt in eine Dur-Tonart]

»Aber wir können etwas dagegen tun. Es ist gar nicht schwer und erfordert nur etwas Überwindung. Es beginnt damit, dass wir am Buffet das richtige Essen wählen. Wenn wir auf Thunfisch, Shrimps und andere Meeresfrüchte verzichten, helfen wir mit, Leben im Meer zu retten. Und wenn wir Gemüse und Obst statt Fleisch zu uns nehmen, helfen wir, den Landverbrauch zu verringern und Wasser einzusparen. Wasser, das sonst nur verwendet wird, um unser Steak großzuziehen, bevor es geschlachtet wird.«

[Musik hellt sich auf]

»Um mehr darüber zu erfahren, was sie tun können, besuchen sie uns im Internet unter www.<unsereSeite>.com oder rufen Sie uns an unter der Nummer <unsere Telefonnummer> und bestellen Sie unser kostenloses Informationspaket. Fangen Sie gleich an! Setzen Sie ein Zeichen, jetzt sofort am Frühstückstisch! Es wird Ihr Leben bereichern, es wird das Leben der Anderen bereichern und Sie helfen mit, dass unser Planet überlebt. Damit auch noch unsere Kinder und Kindeskinder einen Urlaub in einer lebenswerten Welt genießen können.«

[Musik endet]

»Genießen Sie Ihren Urlaub, genießen Sie Ihr Leben. Aber lassen Sie auch andere Lebewesen das Leben genießen! Vielen Dank!«

Anhang

Die Rezepte zum Buch

Im Buch sind immer wieder Rezepte erwähnt, die sich für mich als brauchbar herausgestellt haben. Ich habe ein paar davon als Erleichterung auf den folgenden Seiten zusammengefasst. Sie sind alle einfach und schnell zuzubereiten, aber dennoch lecker und gesund.

Man findet hier das Rezept für die **Haferkekse**, die Retter der Mittagspause und der Kaffeestunde. Natürlich darf auch der vegane **Hefezopf** nicht fehlen.

Aus der Kochecke habe ich zum einen mein schnelles **Wokgericht** aufgeführt, das sich nahezu endlos abwandeln lässt.
 Zum anderen habe ich noch **Vegannis vegane Sauerbratensoße** mit aufgenommen. Ein geniales Rezept, das jeden schweinischen Sauerbraten alt aussehen lässt.

Viel Erfolg beim Nachkochen und Nachbacken!

Haferkekse

Die klassischen Haferkekse schmecken ausgezeichnet zum Kaffee und sind auch eine tolle Knabberei für zwischendurch im Büro und unterwegs.

Zutaten
- 120 g   Margarine
- 120 g   Zucker
- 1 TL   Backpulver
- 250 g   Haferflocken
- 50 g   gemahlene Mandeln
- 1 Msp.   Zitronenschale

Als Ei-Alternative
- 1 EL   Mineralwasser
- 2 EL   Lupinenmehl
- 1 TL   Backpulver
- 1 Msp.   Kurkuma

Zubereitung
- Alle Zutaten für die Ei-Alternative in einem Glas verrühren,
- Butter, Zucker und Ei-Alternative in einer Schüssel schaumig rühren,
- Haferflocken, Mandeln und Backpulver dazugeben,
- Auf einem Blech kleine Taler formen,

- Backen bei 190 °C, 15 min.

Das Rezept lässt sich vielfältig variieren

- Mit Nelkenpulver und Zimt als Weihnachtskekse,
- Mit einem Löffel Espressopulver,
- Mit einigen Stückchen veganer Zartbitterschokolade,
- Mit Cranberrys und Rosinen,
- Mit Rosmarin und Thymian,
- Als scharfe Variante mit Chili ...

Veganer Hefezopf

Der Klassiker für das vegane Kaffeekränzchen, zum Frühstück statt Toastbrot oder zum Obstsalat.

Zutaten

- 500 g   Mehl
- 20 g   Hefe
- 100 g   Zucker
- 50 g   Margarine
- 240 ml   lauwarme Hafermilch
- 1 Msp.   Zitronenschale
- 1 Prise Salz

Zubereitung

- Mehl, Hefe, Zucker und Margarine in einer Schüssel mischen,
- Hafermilch langsam dazugeben,
- Salz und Zitronenschale dazu,
- 30 min. ruhen lassen,
- Zopf formen,
- Weitere 10 min. ruhen lassen,
- Backen bei 190 °C, 30–45 min.

Tipps zur Zubereitung

- Wichtig ist, dass die Hafermilch nur handwarm ist. Keinesfalls über vierzig Grad, da sonst die Hefe zerstört wird.

- Die Hefe darf auch nicht mit dem Salz in Berührung kommen. Deshalb das Salz immer erst kurz vor Schluss in den bereits gekneteten Teig einarbeiten.

- Auch bei diesem Rezept sind viele Variationen denkbar: Hafermilch mit Vanillegeschmack, Rosinen im Teig, Mandelblättchen auf dem Zopf ...

- Vor der zweiten Ruhephase einige Körnchen Zucker auf den Zopf streuen. Das zündet den Turbo beim Gehen des Teigs.

Schnelles Wokgericht

Kurzform:

Alles, was sich noch im Gemüsefach des Kühlschranks befindet, klein schneiden und ab damit in den Wok.

Ausführliche Variante:

Zutaten

- 1 Karotte
- 1 Paprika
- 1 Zucchini
- 1 Dose Mais
- 4–5 frische Champignons
- 4–5 Shiitake-Pilze
- 1 Dose Kokosmilch
- Currypaste nach Geschmack
- Reisessig
- Sojasoße
- Szechuanpfeffer
- Kreuzkümmel
- Salz
- Kurkuma

Zubereitung

- Alles Gemüse in feine Streifen schneiden,
- Etwas Öl in den Wok geben,
- Gemüse weich dünsten,
- Etwas Reisessig dazu,
- Pilze untermischen und mitdünsten,
- Currypaste in der Kokosmilch auflösen,
- Gemüse mit der Kokosmilch aufgießen,
- Nach Belieben würzen und mit der Sojasoße abschmecken.

Dazu passt Reis. Man kann auch einfach ein paar Reisnudeln einweichen und kurz vor Schluss mit in den Wok geben.

Beim Einkauf der Sojasoße auf Qualität achten! Man kann Sojasoße finden, die wirklich nur aus Wasser, Sojabohnen, Weizen und Salz besteht und die weder Farbstoffe noch Geschmacksverstärker enthält.

Vegane Sauerbratensoße

Wenn man keine Seitan- oder Tofu-Ersatzprodukte für eine deftige Bratensoße verwenden möchte, kommt dieses Rezept in Frage. Es kann sich mit jedem ordinären Schweinebraten messen.

Zutaten

- 1 Zwiebel
- 1 TL Öl
- 1 EL Tomatenmark
- 500 ml Wasser
- 4–5 große Champignons
- 1 EL Dinkeltau
- 1 EL Hafercreme
- 1 EL Apfelessig
- Pfeffer
- Salz

Zubereitung

- Die Zwiebeln in Spalten schneiden und in der Pfanne mit etwas Öl anbraten,
- Dann die in Scheiben geschnittenen Champignons hinzufügen,
- Das Tomatenmark dazugeben und mit anbräunen,
- Dinkeltau im Wasser auflösen,

- Mit dem Tau alles ablöschen und kurz aufkochen lassen,
- Zum Schluss die Hafercreme und den Apfelessig dazugeben und abschmecken.

Geheimtipp

Es ist wichtig, die Zwiebeln in Spalten zu schneiden und nicht etwa zu würfeln! Sie sind dann besser bekömmlich. Das hört sich zwar etwas verrückt an, wurde aber von mehreren Personen in ausführlichen Versuchsreihen immer wieder bestätigt.

Quellen und weiterführende Literatur

[1] Campbell, T. Colin: *China Study: Die wissenschaftliche Begründung für eine vegane Ernährungsweise*, Verlag Systemische Medizin Bad Kötzting, 2011

[2] Rick, Diana: www.diana-yoga.de, Yoga-Blog, zuletzt abgerufen im September 2015

[3] Lendle, Gabriele: Henrich, Ernst Walter: *Ab jetzt vegan!*, Trias Verlag Stuttgart, 2012

[4] Langley, Gill: *Vegane Ernährung*, Echo Verlag Göttingen, 1999, Nachdruck 2010

[5] Hildmann, Attila: *Vegan For Fit*, Becker Joest Volk Verlag, 2012, 4. Auflage 2013

[6] Barnard, Neil D.: *Dr. Neal Barnard's program for reversing diabetes*, Rodale Books New York NY, 2007

[7] Campbell, LeAnne: *The China Study Cookbook*, BenBella Books Dallas TX, 2013

[8] Campbell, T. Colin: *Whole: Rethinking the Science of Nutrition*, BenBella Books Dallas TX, 2013

[9] Campbell, T. Colin et. al.: ›*Certificate in Plant Based Nutrition*‹ *transcripts and bonus material*, eCornell University, Ithaca NY, 2013

[10] www.piqza.de: Über 1000 lizenzfreie Bilder, zuletzt abgerufen im September 2015

Wichtige Hinweise

Die Hinweise und Ratschläge in diesem Buch beruhen auf persönlicher Erfahrung und stellen keine medizinischen Empfehlungen dar! Bei gesundheitlichen Problemen wenden Sie sich an ihren Arzt oder Heilpraktiker!

Die Hinweise und Ratschläge in diesem Buch wurden vom Autor nach bestem Wissen und Gewissen erarbeitet und sorgfältig geprüft. Eine Garantie kann jedoch nicht übernommen werden. Eine Haftung des Autors oder seiner Beauftragten für Personen-, Sach- und Vermögensschäden ist ausgeschlossen.

Geschützte Warennamen sind nicht besonders gekennzeichnet. Aus dem Fehlen einer solchen Kennzeichnung kann nicht geschlossen werden, dass es sich um einen freien Warennamen handelt.

Das Werk einschließlich aller seiner Teile ist urheberrechtlich geschützt. Jede Verwertung außerhalb der engen Grenzen des Urheberrechtsgesetzes ist ohne vorherige schriftliche Zustimmung des Rechteinhabers unzulässig und strafbar. Das gilt insbesondere für Vervielfältigungen, Übersetzungen, Mikroverfilmungen und die Einspeicherung und Verarbeitung in elektronischen Systemen.

Kontakt zum Autor
eMail: vegan@muetsch-online.de
Web: http://vegan.muetsch-online.de